キレる子と叱りすぎる親

―自由に感情を表現する方法―

石川憲彦

創成社新書
41

はじめに

キレることが、あまりにも過剰に問題視されています。

幼児期はおろか乳幼児期から、子どもがキレやすいという相談で来院する親たちは、少なくありません。同時に、自分自身が子どものちょっとしたことに逆ギレしやすいという悩みで相談にくる親も増えています。

ところで、こういった傾向とは対照的に、少年期を過ぎて深刻な精神的問題を抱えて相談にくる人たちに話を聞いてみると、小さいころキレやすかったというケースは、非常に少ないのです。むしろ、親たちが、「小さいころは、とてもおとなしい子だった」「手のかからない、いい子だった」「心のやさしい、ユーモアのある子だった」とふり返るような、大人からみて理想的な乳幼児期を送った子どものほうが、少年期以後に深刻な問題を抱えていることが多いのです。

キレるということだけに着目するなら、ひょっとすると、小さいころキレることが少なかった子どもほど大きくなってから問題を起こしやすいといっていいかもしれません。つまり、キレることが少ないというのは、キレることが下手であるとか、キレることを封じ込められてきたということも、意味しているのだと思います。

近年、日本社会では、キレることはとても嫌われ、百害あって一利もない現象のように扱われはじめました。キレることによる犯罪や社会や集団への迷惑が、あたかも増加しているように報道されるからです。

精神医学も、キレることを罪悪視する社会の風潮に乗って、不必要な治療を正当化する傾向があります。そういった影響を受けて、実際にはあまり問題とならない程度のキレを極端にこわがる親、保育者、教育者が急増し、キレることを防ぐようなしつけ・保育・教育を重視するようになりました。

私は、このような傾向は子どもたちにとって、とても不幸なことだと考えています。いや、それどころか、日本の将来にとっても取り返しのつかない過ちを犯しているのかもしれないとさえ考えています。

少し大げさだと思われるでしょう。しかし、実はキレるということは、人間にとって生理的にも文化的にも非常に重要な、基本的な社会反応の1つなのです。幼児期からおおいにキレることができた子どもたちは、少年期に豊かなキレ方を覚え、ほかの人がキレる場面にもうまく対応することができるようになります。だから、子ども時代は、どんなキレ方でもいいから、おおいにキレる方がいいのです。

一方、子どものころうまくキレることができなかったり、キレる体験を抑えすぎたりすると、大人になってキレることに対面して困りはててしまいます。ところが1970年代から、私たちはキレを恥ずかしいと感じる文化に親しむようになりました。このため、今の子育て世代は、キレることがとても下手になっています。最近では、大人のほうが、子どもにうまくキレることを教えられなくなり、逆ギレしてしまうようになりました。もはや子どもだけでなく、大人がキレを抑えるのではなくて、うまくキレる方法を学ばなければいけない時代になっていると、考えたほうがいいでしょう。

大人も、子どもも、おおいにキレて、くり返しキレることを体験しながら、学び、共有していくしかない！

この本は、その〃うまいキレ方〃について紹介していくことを目的に書きました。キレることを一方的に悪としてきたこれまでの考え方とはまったくちがうので、「なにがなんだかわからない」と戸惑う方も多いでしょう。そういう人のために、紙幅の大部分を割いて、なぜキレることが人間にとって大事なのかを説明しています。

第1章では、いまの社会はキレることをどのようにみなし、医学はどう対処しようとしているのかという点を紹介します。第2章では、キレるということは、生きものにとってどんな現象なのかという点について精神医学的立場から説明します。第3章では、子どもがキレることの意味を、医学や心理学の流れに沿って、主に発達障害とされる子どもたちの話を中心に展開します。こんな風に、生きものとしてキレる現象が、いつのまにか悪いことだと考えられてきた歴史をたどりながら、社会のなかでキレることのもつ意味について再考した後、第4章では、現在、学校や保育園・幼稚園、さらに民間などで、よく行われている、対処方法について紹介します。そして、最後に、うまくキレるようになるため、私たちがしなければならないことと、その方法を紹介します。

このようにこの本は、世の中の通説と真っ向から対立する考え方で展開します。この序文を読まれて、「まったく同感だ」と思われる方は、時間がなければ最終章だけ読んでいただければ、キレる子どもや、キレてしまった自分とどうつき合っていけばいいのか、ヒントがみえてくるでしょう。

しかし、もしこの序文に驚きや疑問を感じたり、混乱をきたした方は、第1章から少しずつ読み進めていただければ幸いです。

2010年2月

石川憲彦

目次

第1章　子どもたちはキレやすくなっている?

「キレる」という言葉が、現在のような意味で使われはじめてから10年。はじめは耳慣れなかったこの言葉も、いまではすっかり日常生活に定着してしまいました。

朝日新聞の天声人語（2008年11月26日）によると、同紙面に「キレる」がはじめて登場したのは、1991年のことだそうです。もっともそれ以前、とくに1980年代後半から少年犯罪と精神医学的衝動性とを結びつけて考える傾向は強まっていました。しかし、そのころはまだキレるという言葉は、今日のような使い方はされておらず、忍耐力を失った現代の少年の突発的異常行動といういい方が主流でした。

女子高生コンクリート詰め殺人事件（1989年、東京の足立区で起きた）の精神鑑定を行った福島章氏は、犯行におよんだ少年に、MBD（微細脳損傷）という障害の存在を指摘しました。第3章でみるように、MBDは、当時、キレることが1つの主要症状となる病気と考えられていました。福島さんは、ＭＢＤそのものが直接事件を引き起こしたのではなく、障害を理解されないまま学校からはじき出され、社会的成熟の機会を奪われたことを原因と主張しました。しかし、マスコミは障害によって起きた事件だという一面だけを強調し、以後、ＭＢＤは犯罪の温床になるという言質が独り歩きしはじめます。こうした状況のなかで、マスコミに使われはじめたキレるという言葉は、１９９８年、栃木県黒磯市で中学1年生の男の子が、担任をナイフで刺すという事件が起きると、「ふつうの子が突然にキレる」時代になったとして、急速に広まっていきました。10代のキレる事件が次々とマスコミで話題にされだすと、キレやすい性格の子どもをそのままにしておくと、将来どうなるのかという不安が広がります。

しかもその後、「キレる」という言葉の解釈がどんどん拡大して、現在では、子ども、若者に限らず、キレる大人や老人も大きな問題としてクローズアップされています。しかし、実は、実態については、疑問だらけです。キレる人は増えたのか。私たちは、キレやすくなっているのか。キレることは本当に犯罪とどう結びつくのか。そういった問いに、きちんとした答えが用意されているわけではありません。それでも、キレることは罪悪視され、だれもがキレる社会状況のなかで、キレないための努力が求められる。そんな時代に私たちは生きているようです。

そもそも「キレる」ってなんだ?

では、キレるってどんなことでしょう。

この20年内に「キレる」という題のついた本は200冊近く発刊されています。なかには、いまの「キレる」とはちがった意味で使われているものも少なくありません。

1995年くらいまでは、『キレる男の実践行動学』といった、いわゆる「優秀な」という意味で「キレる」が使われていました。昔はキレ者なんて言葉もありましたが、このときキレると考えられていたのは、知恵です。キレ味のいいビールとか、身体のキレがいいというようないい方と同じで、キレを肯定的にみる言葉です。「腰の切れ」とか「尿のキレ」に関する本もあります。しかし、1998年から2004年にかけて、子どものキレを主題とした本がドーッと出版されトーンが変わります。『その食事ではキレる子になる』『キレる—親、教師、研究者、そして子どもたちの報告』『キレる理由は歯にあった』『学校の真実—子供たちがキレるわけ』『少年非行—キレる非行と過剰適応の病理について』『「荒れる子」「キレる子」と保育・子育て』『キレる青少年の心―発達臨床心理学的考察』といった題がならびます。1998年に『「ムカツク」構造―変容する現代日本のティーンエイジャー』を書き、一躍有名になった齋藤孝さんは、翌年に『子どもたちはなぜキレるのか』を出版しています。そのなかで、子どもたちをとりかこむ現代社会の「ムカツキ―キレる」構造が紹介されます。ムカつく本質は、瞬間的に湧き上がるやり場のない吐き気だそうです。今の子どもたちはムカつくという身体的な感情をうまく処理できないために、耐えきれずキレてしまうというのです。この考え方は、美しい日本語を大切にする著者が「キレる」という言葉の新しい定義を世紀末に公認したという点で、大きな意味をもっています。これ以後、キレるのは、知恵ではなく気持ちという定義が定着します。

キレる子どもたちについての出版ブームが一段落した、2003〜2004年ごろから、脳内物質セロトニンに関する本が増えてきます。『セロトニン欠乏症―キレる脳・鬱の脳をきたえ直す』『〈うつ・キレる〉を治すトレーニング―脳内セロトニン神経強化法』といった具合です。犯罪との関係で注目された気持ちのキレが、脳の病気、とりわけ脳内の化学変化と強く結びつけて考えられるようになります。

同じころ、キレる大人の本も出はじめます。

2005年『キレる大人はなぜ増えた』『人間関係でキレそう』などにはじまり、2007年には、突然キレだすお年寄りを描いた『暴走老人』が話題になりました。『キレる大人はなぜ増えた』を書いた精神科医の香山リカさんは、キレるという状態を「イライラだけなら、まだその人の心の中にとどまっている。しかし、それがさらに高じると、もはや心の中でおさめておくことができなくなり、不快な表情、舌打ちから、暴言、ついには暴力に至る。それが、〝キレる〟だ」とします。

香山リカさんに加え、斎藤茂太さんなど著名な精神科医も次々とラインアップし、キレることとイコール精神の異常といった考え方が強化されていきます。やがて、なぜキレるのかというルーツを、乳幼児期やさらには胎教や遺伝にまでさかのぼって考える人たちも登場します。気がつけば、キレる犯罪で注目された若者が、子育てする世代に成長していたのです。こうなるとキレるは、何にでも使われる便利語になります。

赤ちゃんまでがキレだした?

乳幼児の子育てをするお母さん、お父さんたちが、子どもがキレたと感じるのは次のような場面です。

・離乳食期の赤ちゃんが食事中にむずがって、ごはんや器、スプーンを投げた。

・「○○しちゃダメよ」とさとしたときに、怒って手にもっていたものを投げつけてきた。

・砂場でお友だちと遊んでいて、シャベルのとり合いになり、お友だちの頭をたたいた。

・注意すると走ってどこかへ行ってしまう。

・ほしいものが手に入らないと、スーパーでもどこでも床に転がって泣きわめく。

・ブロックや積み木で遊んでいて思い通りにできないとバラバラにこわして泣き叫ぶ。

・ゲームや競争に負けると怒って泣いて手がつけられなくなる。

・しかると親をたたいたり、けったりしてくる。

どうやら親たちは、赤ちゃんの抵抗にはじまり、幼い子がかんしゃくを起こすことなどもふくめて、言葉で制御できない子どもの怒りすべてをキレると表現しているようです。

年齢が進み言葉でのコミュニケーションがとれるようになり、親のいうことを聞く4、5歳になると「このごろキレなくなってきた」と感じるのです。一方、この年代からは、ふだんおとなしい子が急に暴れたり、親に反撃してくるといった行動を、改めてキレると呼びだします。

つまり、大人が期待しているしつけ正しいふるまいからはずれてしまうとキレたと、問題視してしまうのです。でも、赤ちゃんが離乳食のときに食器を投げるなんていうのは、行動だけみると乱暴にみえますが、それはせいぜいやんちゃというべきもので、むしろ自立していくために必要なステップと考えたほうが自然でしょう。ほほえましい姿と考えてもいいくらいです。でもゆとりを失っている親たちは、とてもそんな風に考えることはできず、ついには子どもに逆ギレしてしまうのです。

「幼い子が要求のために泣いたり、手足をばたばたさせるのは、1つの権力となりえる」これは、評論家の芹沢俊介さんの考え方です。彼は、アメリカの心理学者ロロ・メイが『我が内なる暴力』のなかで、力をもたないことが権力になると指摘したことに深く共感して、『現代子ども暴力論』を書いています。そのなかで、芹沢さんはこういったかたちの権力のありようをイノセンスという言葉でまとめ、イノセンスから自分を解放するために、子どもは暴力や悪を学ぶのだといいます。

子どもは基本的に受動的です。自分でなにもできない。生まれてくるのも自分から選んだんじゃなくて、生まれさせられる。ごはんも食べさせられる。こんなふうに、自分で選べない状態から解放され、イノセンスを捨てて自分で選んでいかないと大人になれない。それが、泣くとかわめくとか、乱暴な〝抑えのきかない行動〟として表出していくと、芹沢さんは考えるのです。

つまり、人間に本来備わった能動的な機構として、キレることにより自由になるという部分があるということになります。そうすると、とことんキレることを許されたうえでなければ、大人になって社会のなかでキレるとき、自由に向かって解放されたキレ方が身につかないということにもなるでしょう。

芹沢さんの考え方では、乳児のキレる行動ではなく、イノセンスに逆ギレしてしまう大人たちの不自由さこそ大問題だということになります。

貧弱になった堪忍袋

キレるとひとくちにいっても、乳幼児、子ども、若者、大人と、キレる気持ちの本質には年齢によってずいぶんちがいがあるのに、なんでも「キレる」という一言で済ます時代になりました。それもキレるのが頭ではなく、精神や脳ということになるにつれ、キレることが悪だという考え方が強くなっています。

こんなに些細なことまでキレるといっていいのかというくらい、キレるは多様に使われるようになり、言葉の使い方に混乱も起こってきています。そこで、考え方を整理するために、齋藤孝さんと香山リカさんの見解をもう少しくわしくみてみましょう。2人の本を私の独断と偏見でつまみ食いしたので、著者の考えとはずいぶんズレた内容になっていたら、ご容赦ください。2人の考え方には、さまざまな共通点があります。齋藤さんはムカツクを吐き気という、身体的な感情だといいます。ムカツキは他人からみえませんが、キレると吐物のように噴出し、行動として表面化します。

これは、昔からある〝堪忍袋の緒が切れる〟という言葉にいちばん近い内容かもしれません。もちろん、この堪忍袋の緒が切れるというのは、忍耐を重ねた末に、すべてがどうなろうとかまわなくなるときにだけ起こります。「緒」というのは、へその緒というように、その人の元をしめるものです。堪忍袋を切るというのは、へその緒を切って母体から子どもを切り離すくらい命をかける決断を必要としました。

昔は、実際「切る」という行為は現実の生活のなかで、ものすごく重みがあることでした。木を切るということひとつをみても、いまとは比べようもない必死な思いをして切っていたのです。アカギレ、キレ痔、シビレが切れるなど、キレるは生々しい身体言語で、身を切るつらさが伴っていました。

だから縁を切るという言葉にしても、ものすごく切実です。一度キレてしまったら人生二度ともとにもどらない。木を切るほど、重労働でなくても、布を切るにしても、いまのように豊富にある時代ではないので、間違って一度切ってしまったら終わりという真剣さがあったものです。

いまでは、日常生活で刃物を使うことは減り、切るというと、電気のスイッチを切る、札束をきる、といったことのほうが多いかもしれません。身を切るより、金の切れ目が縁の切れ目という時代なのです。堪忍袋も貧弱になり、その緒ももろくなったのも無理がありません。

齋藤さんは、ムカつくのは人間の器が小さいからだと考えます。つまり堪忍袋が小さいという意味でしょう。彼は、昔の農業の時代に生きた大きな器の人間が行っていた丹田法という呼吸法を行うことで、袋の緒を弾力的にしムカツキ—キレる行動が改善するとします。

身体的な感情が社会の変化を大きく受けるという齋藤さんの考え方は、香山さんにも共通していいます。いらいらは、イラからきています。古語辞典によると、トゲのことをイラというんだそうです。草のなかを歩いていてトゲが刺さると行動が妨げられ、いやなものです。そのあと、かゆいとまたイライラする。これを香山さんは情動と呼びます。情動は、当然身体からくる感情の1つで、齋藤さんの身体的な感情ととてもよく似た言葉です。香山さんは、キレることを「見て見ぬふりをしない人」「泣き寝入りをしない人」などいくつかのタイプに分けて説明しますが、これを生み出すのが、「義憤」「自己主張」「妄想的被害性」「プチ不平等感」などと名づけることができそうな情動です。

義憤というのは、公共の場（電車のなかなど）での、マナーなどへの不注意に対する怒りなどを意味するようです。自己主張というのは、権利意識が強まって、泣き寝入りをしなくなった現代人にとって、必然的に自尊心から生じる感情です。妄想的被害性というのは、価値が多様化し、さまざまな正しさがぶつかりあうなかで、いろいろな他者から加害性を感じさせられてしまう状況から生まれます。プチ不平等感は、ネットでは正義を語れても、匿名化と差別化の進行する社会で、呼び起こされる面と向かって権力批判できないイラ立ちです。

こういったイライラの高まりを香山さんは、社会の情動化と呼びます。社会の情動化というのは、泣ける、笑える、感動できるということが、真・善・美よりも価値をもつ世のなかのことだそうです。

情動には悪い面ばかりではなくて、感受性の豊かさという長所もあります。しかし、脳が理論的知性的なレベルで情報を処理しないで、すぐに情動の回路で処理しようとする傾向が現代社会では強くなって、キレることが増えてしまう仕組みになっているというのです。香山さんの堪忍袋は、脳にある理性の緒で結ばれた情動の袋です。

情動が一瞬にして袋の緒をとく

このように考える香山さんは、齋藤さんとは少し違う解決方法を提案します。じっくり理論的に考え、うまい解答がすぐに出なくても冷静に検討を続ける。そういった理性を重視した脳の使用方法を大切にしたい。そうすれば知性回路で情動回路をコントロールできる。これが香山さんの処方です。彼女の提言は、精神医学的には、認知行動療法と非常によく似た考え方ですが、この点はあとで説明します。

注目したいのは、「ムカツキ—キレる」と「イライラ—キレる」が、現在の医学的な解釈に、極めて近い図式だという点です。今日の精神医学は、キレるを「攻撃性—衝動性」

の異常だと定義していますが、この点を、香山さんと齋藤さんの堪忍袋と比べながら説明してみましょう。

医学・生物学的には、人間は、何よりまず、哺乳類の一種です。哺乳類の攻撃性と衝動性を理解するために、しばらくの間、空想力を働かせてください。まず、ヒョウがシカをねらって襲う場面をイメージしてみましょう。ヒョウは、細心の注意を払い、意識を集中して、興奮をじっと抑え込みながら、シカに近づきます。過去の成功や失敗の記憶をふまえて、判断力を高め、襲いかかるのに最高のタイミングをじっと待ちます。この極度の緊張状態が、肉食動物の典型的な攻撃性です。勝負は、一瞬の差が分かれ目になります。「今だ！」というとき、息詰まる忍耐から一気に解放され全身を最大限のエネルギーで活動させながら、シカに飛びかかります。このように、堪忍袋のなかにため込んだ攻撃性は、一気にひもを解かれた衝動性として暴発するのです。

一方、草食動物の場合は、そう簡単ではありません。シカは食を得るのに、ヒョウのような攻撃性をもつ必要はありません。その代わり、どんなときでも五感をアンテナにして、敵を警戒しています。危険を感じると、恐怖心を一気に高め全神経を集中して、最大の判断力でこれまでの記憶を生かしながら、逃げるか留まるかを決めます。シカの堪忍袋に貯えられるのは、安全を守るための刻々と変化する不安情報です。不安が高まり、逃げると決めた瞬間、袋の緒がキレます。全身を最大限のエネルギーで活動させます。それでも逃げきれないときには、強い衝撃を受け、衝動的にパニックに陥って我を失うこともあれば、あるいは絶望的な攻撃を試みます。

このように哺乳類の攻撃性と衝動性は、まず何よりも、食うか食われるか、生きるか死ぬかという対立関係において生じるのです。少し難しくいうと、生物の最大の目標である、生命の維持にとって一番大切な脳の機能なのです。一見、食う側と食われる側とでは、表面的にはずいぶん違った行動をとります。しかし、実はこの行動をとるとき、どちらの側も脳は極めてよく似た働きをしているのです。どう似ているのかは、2章以降で詳しくみていきます。ただ、攻撃性と衝動性を取り扱う脳の部分はほとんど同じなのですが、情動面では少し差があります。食う側は欲望に燃え、食われる側は不安におびえます。

さて本題にもどりましょう。人間は、草食と肉食の両方を行う雑食の哺乳類です。そのため、その攻撃性と衝動性は、ヒョウのような部分とシカのような部分の両方を抱えていると考えられます。このため、私たちは逃げるべきか攻めるべきか大変複雑な精神状態に悩まされることになります。欲望と不安の間で引き裂かれるのです。今日の精神医学は、「キレる」という現象を、何よりもまずこういった雑食哺乳類である人間の、攻撃性と衝動性が生み出す行動異常と考えます。堪忍袋のなかには、さまざまな不安や欲望がドロドロとつめこまれている。それをある情動が一瞬にして袋の緒を解く。こうしてキレが起こると考えると、情動を抑えるのが治療だということになります。

キレるを脳と結びつけた総理大臣

人類は遠い昔から、生命の基本的な営みであるキレることの大切さをよく知っていました。世界中で最も重要な宗教行事では、麻薬や酒を用いて、集団でキレる体験を儀式化してきたのです。精神医学は、こういった化学物質の薬理作用を古くからキレる原因の1つだと考えてきました。しかし実際にキレるという言葉を脳と結びつけ、医学的な異常として語るようになってきたのは、1990年代のことです。

衝動的な反逆行為に対して、医学が大々的にコメントした事件には1970年代の浅間山荘事件があります。栄養不足が引き起こす若者のいら立ちについて、医師や栄養学者がマスコミを通じて発言をしはじめた最初かもしれません。その後、犯罪が「通り魔的」

「短絡的」「愉快犯的」で原因不明だといわれはじめると、それまで犯罪の原因とされた貧困に代わってキレることに社会の関心がシフトしはじめます。

しかし、キレるという言葉を脳そのものと直接結びつけたもっとも象徴的な事件は、2000年、首相在任中に小渕恵三さんが脳梗塞でたおれたことでしょう。「小渕さんプッツン」というかたちで、脳血管がキレて行動や意識もキレることを印象づける報道がおどり出ました。現在いわれているキレるとはだいぶ意味がちがうのですが、それでもキレることと人間が別人のようになることが重なり合って、キレと医療の結合は不動のものになりました。

それ以後、先ほど紹介したように、キレるという言葉の解釈は、急速に変化してゆきます。小浜逸郎さんは、最近キレるという言葉にあまりにいろいろな意味がふくまれゴチャゴチャになっていると指摘します。じつは、医学の世界でも、この点は同じです。脳外科などで語られてきたキレるという現象と、社会的な流行にのって精神医学が語るキレとは、まったく別物でした。しかし、両者は、いま、ビミョーに結びつき、世間でよく口にされるキレるという現象まで含めてすべてを脳科学で説明しようとしています。

ふだんよく口にする〝キレる〟と脳の病気をいっしょにされても、ピンとこない。そんな風に感じられる読者も多いでしょう。しかし、現実はこの方向に確実に向かっています。キレることを正しく理解するために、今や医学的な説明を避けては通れません。疑問もわくでしょう。難しすぎる所もでてくるでしょう。しかし第3章まで、少しわずらわしくてもおつき合いください。

小渕さんのプッツンというのは、脳の血流が途絶える（キレる）という病気でした。脳に大きな目にみえるような変化が起こる。そのような病気でいちばんよく知られているのは、外傷による脳の損傷です。今日なら、交通事故、あるいはスポーツ中など、いろんなことによって、脳に外傷が起こります。脳外傷は、人間にさまざまな変化を起こす。これは、遠い昔、人類が歴史をもつはるか以前から知られていました。脳の変化が起こると、筋肉が麻痺して歩けなくなる、口がきけなくなるといった運動ができなくなる。こういったただれの目にもあきらかな変化とともに、はっきりどこがどうなったとはいいにくい変化も起こります。頭にけがをしたあと、怒りっぽくなる、待つことができなくなるといった、性格や感情の微妙な変化が起こることを人類は経験的に知っていました。

頭に大けがをすると、人が変わってしまうことがある。しかし、じつは必ずしも大けがでなくても変化が起こることがあります。ベトナム、アフガン、イラクなど、多くの戦場で、アメリカ兵の多くが、以前とはちがう若者に変身し、帰国してもどこかうまくいかないまま苦しみ続けてきました。2009年に就任したばかりのオバマ大統領は、TBIのメカニズム解明調査を命じました。TBIとは、外傷性脳障害と訳され、これまでの医学では正常とされてきた軽度のものを示します。

しかし、詳しくみると、脳に外傷をこうむってから、それまで気の長かった人が、急にイライラしたり、あせって怒鳴りやすい性格になってしまう。そうでなくても、いろいろな高次脳機能と呼ばれる微妙な精神・神経機能が変化して混乱をきたしたりする。こういった状態は、いまいわれるキレるにとてもよく似た変化です。

外傷で脳内の堪忍袋が壊れるとき

ではなぜ、脳のケガでキレるのでしょうか?

それにはいくつかの説明が考えられています。いちばんストレートな説明は、脳のなかに堪忍袋があると考え、それらがケガによって変化したと考えるものです。つまり、イライラを感じるような場所や、イライラを起こさせるような場所や、急に予想外の行動を起こすような場所が脳にあると仮定するのです。あるいは逆に、イライラを鎮めたり突発行動を抑えているような場所があって、そのいずれかが傷ついたために、ふだんなら制御されている行動を抑えられなくなったという説明もできるでしょう。これは、堪忍袋の緒が壊れたと考えるのです。

実際、脳のなかに、怒りを抑制したり、理性をもって行動するための領域は存在するようです。20世紀の戦争と人体実験は、脳のどの部分が傷つけられるとどういった行動が起こるのかという研究を飛躍的に発展させました。また、脳手術のときに、脳の一部を刺激して、脳と精神機能の関係をあきらかにする研究も進み、いくつかの堪忍袋らしきものが浮かび上がってきました。これを脳機能の「局所説」と呼ぶことにしましょう。

当然ですが局所説だけですべてが説明できるわけではありません。外傷に伴う心理作用も働きます。いままでごく単純にできてきたことが、できなくなる。たとえば、手がうまく動かなくなるとか、うまく話せないとか。このできたことができなくなることによって、気分がイライラしてキレやすくなるのは当然のことでしょう。思うにまかせない、じれったいといった気持ちですよね。これは、脳の傷そのものではなく、傷のもたらす変化があたえた精神的な変化によるキレの原因といえるでしょう。

もっと直接的な心の傷も考えられます。外傷時には、とても恐ろしい体験が伴います。

戦争なら殺されるかもしれないという恐怖のなかで心に傷を負うこともあるでしょう。これら心の傷は、トラウマ（心理的外傷）と呼ばれ、脳内に恐怖の記憶として何十年間もとどまり続けます。このトラウマのために、平和になっても、いつも不安・恐怖・悪夢などにおびやかされ続け、何十年もストレス状態が続くことがあります。常にストレスに直面しているのですから、当然キレやすくなります。昔は戦争神経症と呼ばれていましたが、地震でも交通事故でも、トラウマは残ることがあるので、最近はＰＴＳＤ（外傷後ストレス障害）と呼ばれます。心の傷は外科的な脳の外傷とは、まったく別物です。ただ、どちらも英語では外傷（トラウマ）と同じ言葉で呼ばれるので、ＴＢＩとＰＴＳＤは、ときどき混同されます。この本では、便宜的に、心理的外傷だけをトラウマと呼び、身体的外傷は外傷と呼ぶことにします。

さて、話を堪忍袋の話にもどします。人間の脳というのは、同時にいろんなことをしています。物音を聞いたり、目で見たり、それがどんな意味をもっているか考えたり、そのうえでどう行動しなければならないかを同時にまとめあげています。そういう同時に行っている脳の働きを、連続させて（つなぎあわせて）まとめていって、はじめて１つの行動が生まれます。しかも、１つの行動を選びとるような機能を行っているあいだにも、脳は絶えず心臓を動かし、呼吸を調節し、危険を回避しといった無数の複雑な機能を同時に果たしています。脳はこれらばらばらな活動をすべて一気に全体としてまとめながら行っているのです。脳には堪忍袋が破れたり、袋の緒が壊れたりといった局所説だけでは説明しきれない、総合機能の低下によって、堪忍袋が変化することも知られだしてきました。

いわば、堪忍袋やその緒を、いい状態に保ちうまく働かせるさまざまな脳全体の働きの低下がキレる病気を生むという説です。これを脳機能の全体説としておきましょう。全体説にはまだまだよくわかっていない所ばかりですが、近年老人のキレる現象が注目を集めています。

キレる老人現象の真相

人間は年をとると、気が短くなる。もちろん逆に悟りにいたる人もいるにはいるのですが、どちらかというと堪忍袋がキレやすい人が多いようです。いわゆるキレる老人といわれる現象は、外傷のように突然起こる変化ではありません。むしろ、老化とともにじわじわと長年かかって脳機能を失っていく過程で起こります。ある意味では、生理現象です。

しかし、アルツハイマーを筆頭に、広く認知症すべてが、病気と考えられる時代になりました。

認知機能が、年齢とともに落ちていくと、ある時期勘違いをして被害的になることが多くなります。それがキレと表現されます。たとえば、自分がお金をなくしたのに、誰かが盗んだにちがいないと勝手に思い込み、大声で悪口をいって、迷惑がられ敬遠され、このためますます人から孤立し、よけい妄想を広げるなどという暴走はよくあることです。この場合、盗んだといわれたほうは、おどろき怒ります。とくに、親身に世話をしている人ほど疑われることがあり、いくら相手が病気とわかっていても、悔しくてこらえきれなくなります。キレ・逆ギレの連鎖が起こるのも無理からぬことです。

この現象は、次のように説明されます。どうも人間というのは、自分がどうしてこんなことをしているのかということを、常に自分が納得するように説明できないと落ち着けなくなってイライラする傾向があるようなのです。これは老若男女問わずたいていの人がもっている傾向です。

たとえば、電車が急に止まって動き出すのを待たされているときに、「どこどこで事故があっていまどうなっていて、あと何分後に発車の予定です」と説明されると安心します。べつにこれで行動予定がたちやすくなるわけでも、運転再開が早まるわけでもないのですが、それでも安心して落ち着くのです。なんの説明もなくずっと待たされるイライラは、キレにつながりがちです。事態は同じでも自分で自分に説明がついて納得できれば、落ち着ける。このような傾向を人間の脳はもっているようです。

ところが、認知症の場合、自分が何ができなくなっているかということを認識できなくなります。自分で財布をどこへ置いたのかという記憶が完全になくなっていても、同時にそれを自分が記憶できなくなっているということも認識できなくなるのです。ところが、経過中には自分が、記憶を失いつつあるなどと認めたくない期間があります。もともと自分を傷つけるような説明は、とことん拒否する傾向（自我防衛機構）を、脳はもっているのです。自分を傷つけず、しかも、自分を納得させなければならない。そんな使命を与えられた脳は、だれかが盗んだというういちばん安心できるストーリーをつくってようやく自分を納得させます。そうすれば、自分は、常にいい人間でいられます。

これは、心理学者の浜田寿美男さんがよくいわれる話ですが、人間は自己中心的で、常に自分は善だという性善説にたっています。自分はいい人でいたいという、人間に共通の精神的願望がある。これが損なわれることは、とてもイライラする許せない事態です。他人へのぬれぎぬは、自分を防衛し、ストレスを減らして長生きするための手段なのです。

このような自我防衛傾向は、認知症だけに起こるのではありません。重病の記憶喪失は大きなショックの後に起こりますが、これと似た現象はもっと軽い形で私たちの日常生活でもしょっちゅう起こっています。精神分析用語で抑圧とか解離といわれる現象です。

21世紀の「キレる」に通じるてんかん発作

局所説か全体説か。解釈はいろいろですが脳に堪忍袋とその緒があるという考え方は、今日誰も疑わなくなってきました。しかし、上記のいずれの説も堪忍袋が明らかに故障しているときの話で、一般的によく使われる日常的なキレるとは、だいぶ違います。また、くり返しになりますが、キレるという言葉の意味も、小渕さんのプッツンのような目にみえる変化から、少しずつ変化し、今世紀にはまったく違ってきています。

この変化は、IT社会と関係があるように思います。20世紀まで、堪忍袋はパンパンにはってどっとあふれ出すものでした。しかし最近、電気を消すと電流がキレるように簡単にキレることの方が脚光を浴びています。このキレは、パソコンのようにリセットできる手軽さと結びついて日常に侵入しているように感じられています。こうなると、今のキレるを昔のように病気と結びつけるのは、ますます無理なようにみえます。

でも実は、このリセットするような変化を脳が起こすことも、古くから知られていたのです。そのもっとも代表的なものに、「てんかん」をあげることができます。

てんかんというのは、人類が記録を残しだしたメソポタミア文明のころにはとっくに知られていた状態です。てんかんは、いろんなかたちの「てんかん発作」と呼ばれる発作が最大の特色です。

昔からいちばんよく知られていた発作は、次のような経過をとります。日常も変わらずごくごくふつうの生活をいとなんでいる人が、突然声をあげてたおれ、からだをふるわす、意識がなくなる。しばらく眠ったような状態になって、何分かすると起き上がり、けろっとして元の状態にもどるというような経過です。大発作と呼ばれ、意識の消失と全身のふるえやこわばりを最大の特色とします。現在ではこれ以外に多くの形の発作が知られています。しばらくのあいだ（数秒ないし数十秒）だけ意識が突然停止して、ほかにはなんの変化もなくただ無動の状態になるのは、大発作に対して小発作と呼ばれます。ほかにも一瞬の痛み、一時的な筋肉のふるえ、軽い意識の変化など、さまざまなかたちが知られています。じつは、これらの発作は、脳の外傷や脳内出血のときにも起こります。しかし、形は同じでも、それらとちがうのは、しばらくたつと元にもどるという点です。つまり、リセットがきくのです。

なぜ、脳にまったく何の傷もないのにてんかんが起こるのか？　その説明に私がよくたとえにだすのは、テレビが電波の妨害で突然画像がみだれるような状態です。突然テレビが真っ暗になって画面になにも映らなくなると故障のような気がします。でも、じつはテレビには異常はなく、テレビに流れこんでいる電波が乱れたり、妨害されたりして受信できなくなっているだけのことです。雷や嵐などによって大気中の電波が乱れるから、画面が映らなくなる。大気が安定すれば画面はもどります。これに似た現象は、車を運転しているときに、横を大きなトラックが通ったりしたときに、カーラジオがガガガーっと壊れたような音を出すときにもみられます。トラックが去ると、放送はちゃんともどります。

人間の神経というのは、電線のようなもので、電流で命令を伝えています。頭で、指先動けと思ってすぐ指先が動くのは、頭の先から指の先まで一連の神経に電気が流れて命令を伝えているからなんです。だから、こういう電流を妨害するような大きな電流が神経の側で起こると、脳のなかの命令系統も一瞬にしてテレビの画面の乱れやカーラジオの雑音のような状態になってしまうわけです。もちろん、電流の妨害がなくなれば、パッと電気が戻ったように元に戻りリセットされます。これが、てんかん発作です。私たちが軽くキレ、すぐそれを忘れてリセットできるのは、こんな風な現象だと考えることもできます。

脳がみずからつくりだす妨害電波

人間の脳の場合、感電したとかいう場合をのぞいて、テレビやカーラジオのように外部に起こる強い電流が原因になるわけではありません。

人間の細胞は常に自分で発電しています。たとえば、心臓の筋肉が収縮するのも電流の命令によるものです。だから、心電図がとれるのです。とくに脳細胞も、休むことなく膨大な電流をつくりだしています。だから、脳波といって、脳の電気の流れを記録する検査もあります。

つまり、人間の電流妨害は、自分の脳のなかで、起こります。疲れがたまったり、体調を崩したり、脳の一部の調子が狂ったりすると、脳は自分で妨害電波をつくってしまうのです。この妨害電波は、外傷や出血などの場合、脳内で何時間も続くことがあります。しかし、てんかんの場合、一度大きな電流が起こると、あとはまるでトラックが通りすぎたように、まったく電流は静かになります。

この大きな電気の流れが、意識をつかさどる神経の部位に押し寄せると、ふだんの意識が一瞬消えます。からだの運動を命じるような場所に妨害電波がくれば、からだがふるえたり、こわばったり、まったく動けなくなったりします。感覚を受けとる場所に電流の乱れが起こると、突然痛みが起こります。自律神経の通路に電流の乱れが起こると、心臓や血管、胃腸や内分泌、あるいは汗のかき方など、思わぬからだの変調が起こることもあります。このリセットされる急激な人間の変化は、まさにキレるという言葉どおりのものです。

とくに、情動とか感情を支配しているような脳の部分に大きな電流の乱れが起こると引き起こされる精神運動発作とか、側頭葉てんかんなどと呼ばれるてんかんは、キレるそのものです。一瞬、立ち止まって奇妙な動作をしたり、ふだんしないような行動をとったり、急に怒りだしたり、ぼんやりした意識のなかで、まったく思いがけない行動をとってしまうからです。

いずれにしても、人間である以上だれでもてんかん発作を起こしうるといえるでしょう。一般的には、100人に1人ぐらいの頻度で起こるといわれています。しかし、子どもに多発する熱性けいれんは、てんかんとまったく同じ現象で、熱によってふだん起こらない異常電流が発生することによって、からだがけいれんします。このような発作を入れると数人に1人は知らないうちにてんかん発作を人生のうち何度か経験しているという学者もいます。

キレることを病気としてよかったのか?

脳の情動の領域に電流の妨害が波及したら、キレる現象そのものが起こる。これを、脳機能の局所説や全体説とは違う、電流回路説としておきます。この説は、脳に病気や異常がなくても、パソコンのスイッチを消すのと同じように簡単に、人間がキレることも説明してくれそうにみえます。

もちろん、この説も、私たちが普段キレることをすべてうまく説明してくれるわけではありません。どちらかというと、これまでのどの説をみても病気でキレることと、日常軽くキレることとは、少し違ったことだと感じるほうが自然でしょう。堪忍袋が脳にあることは事実だとしても、生物の基本的機能である攻撃性と衝動性を、病的な現象とみなしていくことは、どこか無理があるのです。

では、病気によってキレること、あるいは病的にキレることと、普段軽くキレることは、どう違うのでしょう。それは、程度の差なのでしょうか。それとも、もともとまったく本質の違う事柄なのでしょうか。この問いに答えるためには、病気という言葉が、キレると同様に急速に変化していっていることを考慮に入れる必要があります。

少し前までは、病的なこととそうでないこと、つまり病気と健康、病理と生理、あるいは正常と異常は、基本的に違うと考えられていました。ちょうど同じ風邪といっても、インフルエンザと寝冷えでは、まったく異なるメカニズムで起こると考えるのと同じです。これは原因や本態を重視する見方です。しかし、キレることをめぐっては、病理と生理の間に本質的な差はなく、表現される程度の差にすぎないとする考え方が主流になってきています。つまり、インフルエンザも寝冷えも、最終的には似た上気道炎の症状を示すから、とりあえずすべてをインフルエンザ予備軍として取り扱おうというのです。2009年春、豚インフルエンザが登場すると、人々は従来の無防備さから一転し、咳をしている人をまるで極悪人でもみるかのように遠ざけようとしました。実は現代人を操作するものは、病気かどうかという医学的説明以上に、社会がまきちらす根も葉もないうわさなのです。これと同じで、犯罪可能性が宣伝されると、すべてのキレることが病的にみえるので す。

そこで、私たちは少し立ち戻って、キレることは、なぜ症状とみられるのかという点を冷静に考えてみる必要があります。これは、「なぜ咳は症状なのか」という問いかけと同じです。咳には、気道から異物を吐き出すという、生命防御作用があります。鼻水は冬の乾燥やウィルスや細菌から粘膜を守る作用があります。このため感冒のとき、下手に感冒薬を使うと、かえって感冒を長引かせたり悪化させることの方が多いのです。つまり、症状と聞くと、すぐに悪いもの、止めなければならないものと考えるのではなく、まずその意味をきちんと理解する必要があります。そうでないと、いつの間にか、私たちの大切な身体の守り神である咳や鼻水そのものを敵視するようになりかねません。しかし新型インフルエンザのうわさが広がると、私達は理性を失ってこれらを恐れます。

「キレること＝悪いこと」は大きなピンチ

キレることも医学的説明や理性的対応をとびこえて、ともかく悪いこととされてしまいました。先に紹介した齋藤さんと香山さん2人の本を読みながら、わたしは『水滸伝』のことを思い浮かべました。『三国志』とならぶ中国の名作『水滸伝』の主人公たちは、農業社会の英雄です。どう贔屓目《ひいきめ》にみても今流にいえば、すぐにムカッとしてイラだつ粗野で乱暴な人ばかりが英雄として登場し、大きな器の人としてあがめられるのです。この物語が愛されたのは、昔の中国だけではありません。日本でも古くは講談の世界で、その後1960年代までは本のなかで大きな感動を与え続けたものでした。彼らを突き動かしているのは、イライラとムカツキ、つまり、攻撃性です。これによって、彼らは、キレまくり、ときに逆ギレしまくります。このキレは、物語のなかでは、義憤としてとても尊重されています。

少し皮肉ないい方ですが、齋藤さんのいうキレないはずの大きな器の昔の人たちの方が、丹田法を知らない現代人たちより、キレを喜んでいたのです。また、香山さんの重視する理性なんてことごとく無視して情動に生きる英雄をみて、人々はスッキリしていました。今日の社会が犯罪や精神病とみなす行為こそ、人々の憧れであり理想だったのです。

私は、ここに着目したいと思います。香山さんも齋藤さんも、解決方法はだいぶ違いますが、キレることを悪いことと考えている点では、一致しています。このキレを悪者にする考え方が、キレを病気に造り上げていったのです。

しかし、キレることが悪になったのは、ほんの数十年前のこと。それまでは、必ずしも悪ではなく歓迎されるキレも多かったのです。はたして、この逆転は正しかったのでしょうか。

少し大げさかもしれませんが、私は、この逆転こそ、人類にとって、とりわけ日本人にとって大きなピンチだと考えています。キレることが悪なのではなく、キレることを悪と考えはじめたところに、大問題があると思うのです。いい換えれば、キレることを症状としてみる見方が広がることはとても危険だと考えます。

しかし、この数年医学は、キレを症状としてうまく説明できる新しい仮説を次々と発表しました。この点は、この本の中心テーマなので第2章と第3章で検討します。これより第1章の後半は、話を再びキレることをめぐる社会現象にもどします。

キレないための5カ条

この20年間、キレることは新しい社会悪として取り上げられる傾向を強めてきました。当然、キレないためにはどうすればよいのか、いろんな方法が提案されました。

〝心を落ち着ける〟、〝一息入れる〟、〝煩悩を絶つ〟、〝暮らしにゆとりをもつ〟、〝小さなことにこだわらない〟、〝恨みや妬みをもたない〟、〝苦手なものを苦にしないようにする〟、〝人に寛容になる〟、〝心を成熟させ子どもっぽさを捨てる〟などなど。当初病気の症状だと考えなかった時代にも、多くの人はその解決に、個人の心境の切り替えをすすめました。その方法としては、大昔からある発想として、宗教・武道・修業など心を強める方法や、いまふうの入浴・旅行・スポーツなど気分転換の方法、音楽・陶芸・園芸など趣味に集中して心安らぐ方法まで、どちらかというと現代社会のギスギスしたストレスを離れ、昔の自然的な心情を回復させようというものが主体です。齋藤さんの丹田法はその代表でしょう。

しかし、こういった工夫では、キレる気持ちを変えるのは難しかったようです。百冊以上の本が出版されたのも、ちょっとした心境の変化くらいではおいつかない問題と考えられたからです。そこでついに登場したのが、精神科医や心理学者の著作でした。

香山さんは、何よりもまずキレることがかっこ悪いことだというふうにみんなが考えていく必要があるといいます。みんなで情動の時代から思考の時代へ転換していく必要があるというのです。そのために彼女はキレないための5カ条を提案しています。

1、自分にカメラが向けられているつもりで、自分はいまどんな姿でキレているか、外部の視線で客観的に見直してみる。

2、相手は「理解不能なモンスター」「自分を脅かす敵」でなく、自分と同じ人間。相手の立場に立ち、人それぞれなのだと意識する。

3、いま目の前で起きている問題と、それとは無関係ないろんなストレスを混同したり、話を一般化したりしない。

4、日頃の生活のなかでストレスをためないようにする。

5、理不尽な目にあうことはだれにでも起こりうる。警察や法に訴えるほどではないと判断したときは、災難と思ってあっさり忘れる。

これは、堪忍袋に不必要な攻撃性をため込まないための情報整理（2、3、4、5）と、衝動性を抑制するヒント（1、2）ということになります。いい方をかえると普段から自己管理（4）し、1か3のように、できごとを客観化・相対化・焦点化して理性的に考え、自分の力量内で具体的に実用的選択を行う（5）と、問題はいい方向に向かうという考え方です。これは、普段精神療法に用いる指導と実によく似た内容です。

香山さんは、キレることを「かっこわるい」という程度の悪に押しとどめています。しかし社会の要請は、これにとどまりません。キレることを悪と考え、それを抑制しようとなると問題は乳幼児期からの成育環境にまで原因がさかのぼるところにあり、根は深いということになります。正に、異常な犯罪を起こしかねない異常なタイプの子どもは急速に増えており、やがて一大社会問題になるという説も起こります。つまり、少年犯罪を重要視し、医学的解決を求める傾向がどんどん強くなってきているのです。これはあまりにも話が飛躍し乱暴すぎるように思えます。しかし、社会的圧力は、慎重な吟味を許しません。

キレることへの社会の過剰反応

2006年、小学生の校内暴力が過去最多の2、018件、3年連続で増加と報道されました。こういった状況を受け、文部科学省はキレて暴れる原因を解明するため、2007年から子どもたちの定点観測調査をはじめると発表をしました。家庭の協力を得て子どもたちの生活リズムやテレビ視聴・ゲームをする時間など5つのテーマで各2、000人規模の研究が行われることになっているようです。

しかし、そもそも校内暴力はほんとうに増えているのでしょうか。1998年にもいじめや校内暴力が増えているという報道がされました(図1)。このときマスコミが示したグラフ(上の線：いじめ、下の二線：校内暴力。1990年以後)と、そこからさらに過去にさかのぼったグラフ(図2・図3。ただし、図2は文部省発売の同一資料。図3は警視庁発表資料で異資料)を比べてみましょう。一目瞭然、報道のあやまりに気づきます。

図１　いじめ・校内暴力の報道

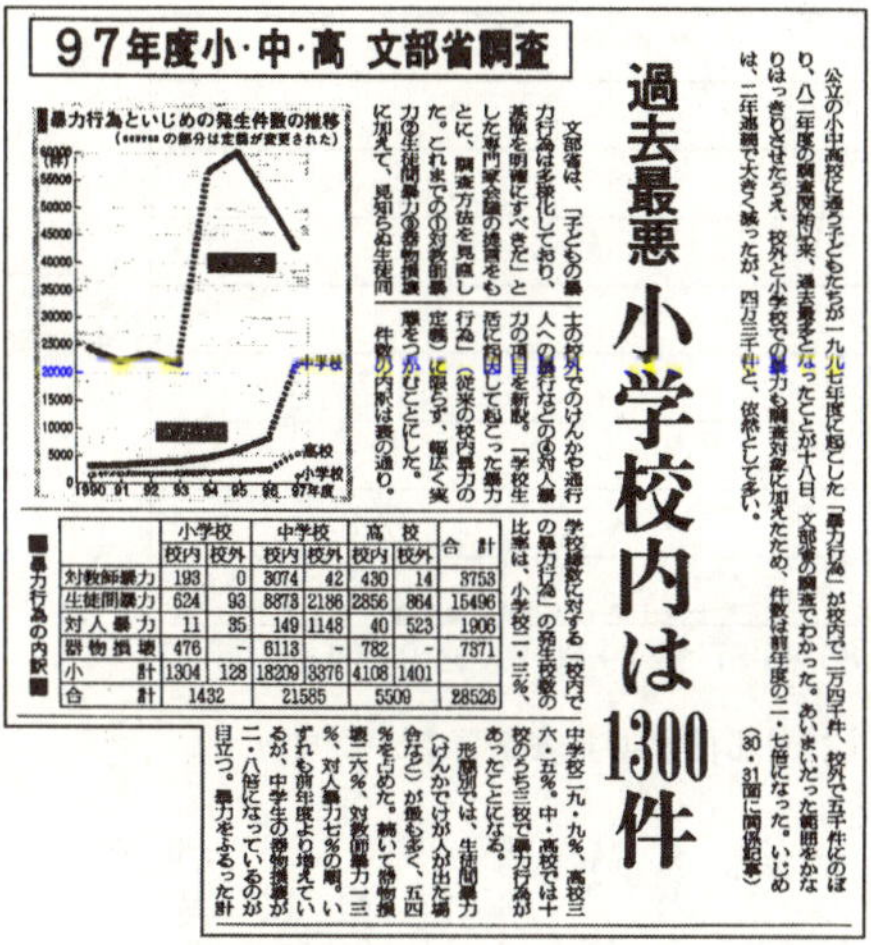

過去最悪　小学校内は1300件

９７年度小・中・高　文部省調査

公立の小中高校に通う子どもたちが一九九七年度に起こした「暴力行為」が校内で二万四千件、校外で五千件にのぼり、八二年度の調査開始以来、過去最多となったことが十八日、文部省の調査でわかった。あいまいだった範囲をかなりはっきりさせたうえ、校外と小学校での暴力も調査対象に加えたため、件数は前年度の二・七倍になった。いじめは、二年連続で大きく減ったが、四万三千件と、依然として多い。

（30・31面に関係記事）

文部省は、「子どもの暴力行為は多様化しており、基準を明確にすべきだ」とした専門家会議の提言をもとに、調査方法を見直した。これまでの①対教師暴力②生徒間暴力③器物損壊に加えて、見知らぬ生徒間士の校外でのけんかや通行人への暴行などの④対人暴力の項目を新設。「学校生活に起因して起こった暴力行為」（従来の校内暴力の定義）に限らず、幅広く実態をつかむことにした。件数の内訳は表の通り。

学校総数に対する「校内での暴力行為」の発生校数の比率は、小学校一・三%、中学校二九・九%、高校三六・五%。中・高校では十校のうち三校で暴力行為があったことになる。

形態別では、生徒間暴力（けんかでけが人が出た場合など）が最も多く、五四%を占めた。続いて器物損壊二六%、対教師暴力一三%、対人暴力七%の順。いずれも前年度より増えているが、中学生の器物損壊が二・八倍になっているのが目立つ。暴力をふるった計

■暴力行為といじめの発生件数の推移
（■■■■■■の部分は定義が変更された）

■暴力行為の内訳■

	小学校		中学校		高　校		合　計
	校内	校外	校内	校外	校内	校外	
対教師暴力	193	0	3074	42	430	14	3753
生徒間暴力	624	93	8873	2186	2856	864	15496
対人暴力	11	35	149	1148	40	523	1906
器物損壊	476	-	6113	-	782	-	7371
小　計	1304	128	18209	3376	4108	1401	
合　計	1432		21585		5509		28526

出所：朝日新聞（1998年12月19日）。

図２　校内暴力事件（中学生）検挙件数の推移

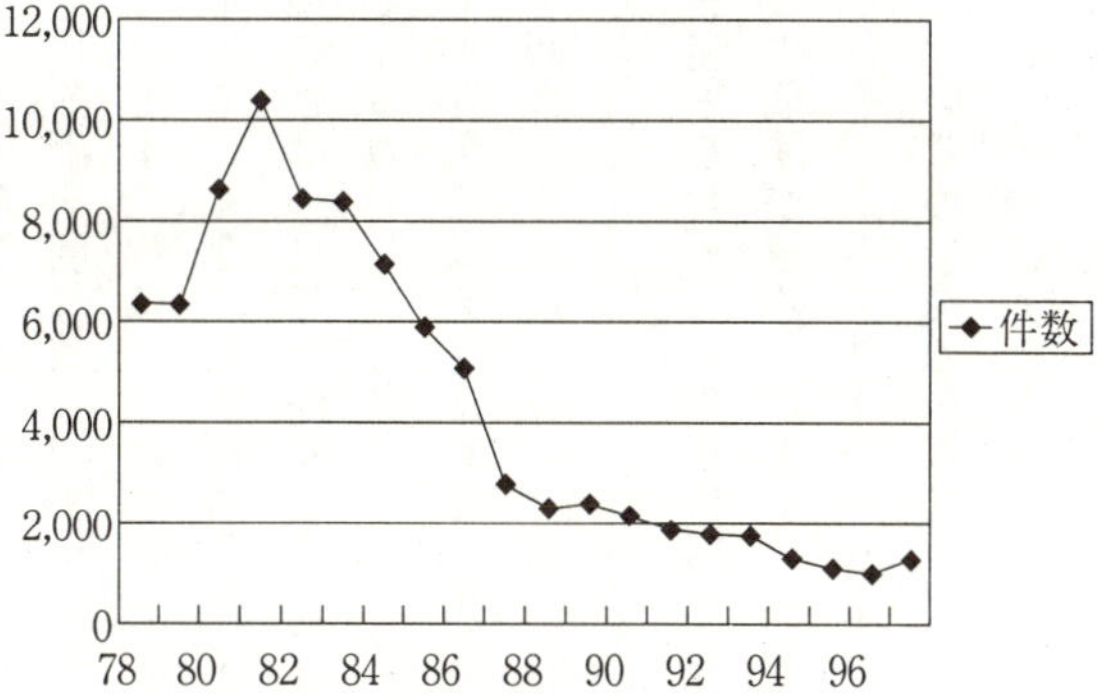

出所：警察庁発表を著者がプロット。

図3　いじめ件数の推移

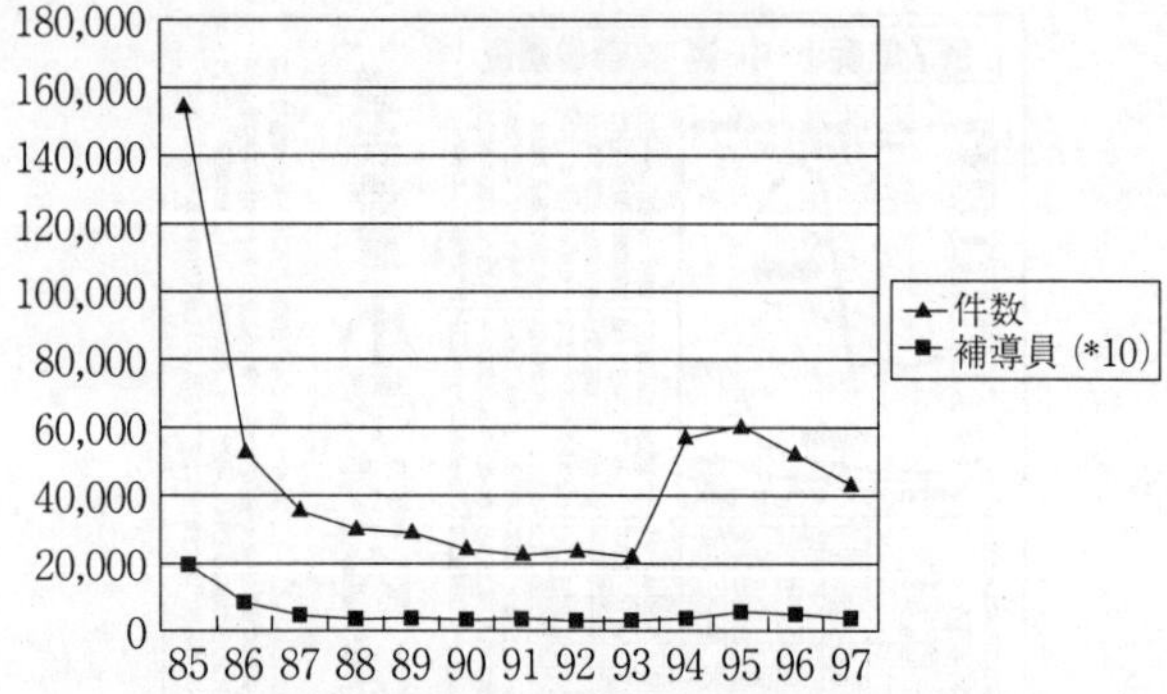

出所：文部科学省発表を著者がプロット。

80年代ケタ違いに多く報告されていたいじめや暴力件数は、90年代前半一度急減し、90年代後半ふたたび急増しています。特にいじめに見られるように、たった1年でこんなに数字が揺れ動くことが実際にはないことは一目でわかります。これはなにを意味しているのでしょうか？

報告数イコール実数ではありません。統計的な報告は、それを観察する人がつねに、同じ条件、基準、視点でみていないかぎり、信用できません。実は、警察発表を含め、青少年に関するデータの大半に、この危険が認められます。しかし、逆にそれだからこそ、このグラフからみえてくるものもあります。いじめや暴力を報告するのは教員です。なにをいじめや暴力とみなすか、教員の考え方1つで報告される数字はちがってきます。

1998年頃は1980年代前半とともに先生がキレるということにものすごく敏感になっていた。実数の増減はアテになりませんが、この点は統計の示す事実です。そして、その背景には、大人たちが暴力に示す過剰なほど神経質な反応には、流行のようなものがあることも暗示されています。

数字やデータには、よくよく注意しておかなければだまされます。1950年代後半から、一部の法改変論者が一貫して「増えている」といい続けてきたのが、青少年の凶悪事件です。しかし、増加が最も強く主張され、ついに少年法の改正に道を開いた1990年代は、報道と裏腹に、少年による殺人件数が第二次大戦後最低ライン（1960年代の約4分の1）を示している時期だったのです。人間は、感情的に揺り動かされると、実態を無視し、冷めた現実よりも熱く本当のように語られるストーリーの方を信じがちです。子どもたちがキレやすくなっているという指摘にも、眉につばをぬってみつめ直す必要があるでしょう。

最初に触れたように、キレるという言葉が広まったきっかけは、少年による殺人事件でした。1998年に栃木県黒磯市の中学生による担任教師刺殺事件が、ふつうの子のキレと犯罪を結びつけました。そして2000年、「愛知県豊川市主婦殺害事件」「九州の西鉄バスジャック事件」「岡山金属バット母親殺害事件」などが相次いでセンセーショナルに報道され、「キレる17歳」に注目が集まりました。少年法が改正されたのは、翌年の2001年でした。

キレることが悪とみなされ、犯罪と結びつけられ、やがて病気の一症状とされる。このような流れのなかでは、日常よく見かける些細なキレも、将来の巨悪に結びつきかねない重要なサインとみなされるのです。

発達障害から行為障害へ

アメリカの心理臨床研究者、マーク・エディという人が書いた『行為障害』という本の日本語訳の副題は、「キレる」になっています。

行為障害は、短気なかんしゃくから犯罪までふくんだ広範な反社会的行動を示す精神障害で、アメリカでは児童精神科へくる子どもの約半数を占めるとされます。

その特徴は大きく4つの行動に分類されています。

第一は、人間や動物への攻撃です。よく人をいじめるとか、よくケンカするにはじまり、武器を使用したことがあるというようなものも含まれます。動物に対する残虐行為も注目されます。少し年長になると、盗み、性行為も攻撃の表現とみなされます。

第二は、所有物の破壊で、放火とか人のものを壊すというようなことがいわれます。

第三は、虚言や窃盗行為などで、住居不法侵入や他人をだますといったことが含まれます。

第四は、重大な規則違反で、主に親の禁止を守らないことが中心です。夜間に出歩いたり、家に帰らないことや学校を休むことなどが含まれます。

行為障害が問題にされるのは、大人になって、さまざまな違反や違法行為を行ったり投獄されがちだということが理由です。なかでも、殺人、レイプ、強盗、放火といった行為まで引き起こしやすいことが最大の問題とされます。

一方、この行為障害は、小さいころに多動、衝動的、不注意な行動があることなどから、発達障害との関係が重要視されています。このことから、乳児期、幼児期あるいは学童早期のちょっとした行為に注目が払われるようになったのです。

発達障害については、第3章でくわしく紹介しますが、キレることが恐れられる理由について少しイメージ化して見ておきたいと思います。

「お医者さんが『ベン君、2、3日中に帰れるね』って言うものだから、もううれしくて自分でいろいろやるんだけど、まったく害になるだけだった。血管に差し込まれた点滴を自分で引き抜き、ベッドから跳ね起き、走って売店に行ってコーラとキャンディーを買い、病棟を走り抜けて自分のベッドに滑り込んだ。それでまた症状が悪くなった。前よりさらに。それで『まだ家には帰れないよ』っていわれて、混乱し怒りがこみ上げてきて、泣いてかんしゃくを起こし、看護師さんに枕や食べ物を投げつけたり、体温表を破り捨てる……などなど。両親はぼくがしでかしたことを怒るんだけど、何もできない。連れて帰ったら死んじゃうから、家に帰りたいといっても連れて帰るわけにはいかない」

これは、19歳のときに『ぼくは、ADHD!』という本を書いたベン・ポリスというオーストラリアの大学生が、10歳の時期に経験した喘息とそれによる入院の話です。彼はまた、3~4歳のころのことを次のようにも書いています。

「ぼくはエスカレーターのベルトの横の細いスロープに沿って一番上までよじ登った。問題は下に降りられないことだった。(中略) 母はそれをみてパニックになった。店中から野次馬が集まってきて、(中略) エスカレーターは止められ、誰かがぼくを下に降ろした」

「虹の端に透きとおった金色のものをみつけた。それは芝生に水をまくためのスプリンクラーの先端だった。何度かねじっているとスプリンクラーが開いて、（中略）みんながピクニックを楽しんでいた芝生は、水浸しになってしまったんだ」

加速する犯罪予備行動という見方

話はこの程度では終わりません。憎たらしく思っていた近所の犬を自転車でひきつぶしたというエピソードもあります。

「その犬は安楽死させるしかなかったんだけど、ぼくの方が安楽死させられた方がいいという人もいたみたいだ」

正に典型的な行為障害です。このあたりをベンさんは、次のように説明しています。

「ＡＤＨＤの子どもたちが、特に家族に対して、しばしばすごく暴力的であることはよく知られている。両親は、なぜ自分たちの子どもが、ほかの人たちにはあまり怒りをぶちまけたりしないのに、愛してくれている人たちに向かって暴力を振るうのか、あまりわかっていない。（中略）この考えを理解するために、もう一度子どもの世界を描いてみよう。ＡＤＨＤの怒りを表現するのに、火山を例にあげてみよう。怒りは、火山の溶岩が爆発するところまで上がってくるのと同じように、だんだんこみ上げてくる。両親は、歯を磨くというようなささいなことでさえ、怒りを誘ってしまう理由が理解できないのだが、これはちょうど火山の例にあてはまる。でも火山の例が一番良くあてはまるのは、火山のように、いつ、どこで溶岩が吹き出てくるのか、評価できることだ。いつ、どこで噴火が起こるのか測定し、予想することもできる。でも火山と違って、怒りがこみ上げて、爆発しないように、ゆっくり圧力を解放してやることもできるのだ」

長い引用になりました。イメージはわいたでしょうか。

突発的行動、親への反抗と暴力、動物へのいじめ。このため、ADHDは行為障害の原型のような障害とされています。

これが先ほど紹介した、障害でキレることと一般によくキレることを一緒に論じていいのかどうかという問題への1つの答えを用意します。アメリカでは、小学生の数パーセント、中学生から高校生になると十数パーセント程度に行為障害が認められるとされています。イギリスでも、20～30パーセントの子どもを行為障害とする報告もあるようです。そのため、障害の有無を問わず、キレることは、犯罪予備行動とみなされる傾向が加速しています。

人間が生物である限り

さて、この章では、次のような点を紹介してきました。１９９０年以後キレることが社会問題として急浮上してきたこと。この20年間で「キレる」という言葉の意味が大きく変わってきたこと。現代人はいろんな場面をキレると表現するようになってきたこと。医学は、病気でキレることと普通にキレることを区別しなくなってきたこと。子どものキレることと大人の犯罪の安易な結びつけが行われだしたこと。犯罪や医学との関係で注目が集まると、キレることはどんどん悪い点だけがクローズアップされるようになってきたこと。しかし、キレることの本質は、生命のために最も重要な防衛反応があったこと。

テーマが盛りだくさんで話があちこちに飛んだうえ、医学的な説明を加えたので、論理的な運びがわかりにくかったかもしれません。そこで、少し私的な話を加えて、行間を埋めてみたいと思います。

私は、戦争直後に生まれました。敗戦のドサクサのなかでの子ども時代、周囲にはキレる大人たちがあふれていました。当時の日本では、『水滸伝』のようにキレることは勇気のあること、いさぎよいこと、かっこいいことでもあったのです。そんな時代に育ったせいでしょうか。学生時代には、キレまくりました。化石のような過去になった、１９６０

年代後半、大学闘争が起こると、大多数の学生に便乗して暴力と口論に明け暮れました。1970年代のある時期まで、体制に対してイラ立ち、ムカつき、カッとキレることは、世界中で若者の通過儀礼だったのです。

自然界では生存のために最も必要なキレることは、人間社会では、時代と共に少しずつ不要になっていきます。このため、自然界とは違ったキレ方を学ぶために、若い人が社会にキレるのは、とても健全な行為と考えられていました。逆のいい方をすると、人間のもつキレるという1つの能力が、個人のチマチマした対人関係に封じ込められるのではなく、1つの共通目的のために互いに協力しながら発展する社会関係のなかで、とても意味あることでした。水滸伝のヒーローに、あこがれ、彼らのようにキレることが貴重な社会財産として蓄えられていった時代でした。人はキレることで、社会に解放されたのです。もちろん、すべてのキレが許されたわけではありません。体制にキレる者は、おたがいにキレてはいけないというキレる者同士のルールも存在していました。つまり、いいキレと悪いキレが、仮定されていました。それは、ある意味で暗黙の了解でしたが、そこには、明確なルールと形式があったのです。

それから30年。すっかり戦後の貧しいドサクサから変化して日本でキレることは、単なる害悪になり下がりました。キレのいい面がまったく評価されなくなったのです。

さて、こんな風に書くと、過去を単純に美化しているだけだと思われるかもしれません。しかし、私は歴史の針を戻そうというのではありません。歴史を超えて、つまり人類という枠を超え人間という生き物にとって、キレることはじつに重要な意味をもっていると考えているのです。何よりキレることには本質的な生物学的な意味があるのです。人間が生物である以上、歴史は代わってもこの意味は残り続けます。人類は歴史上ずっとキレることは美徳でもあり、キレることに文化的な意味を与えようとしてきました。その反面、野生的なキレる行為が、ときに文化的に受け入れられないような非道に陥るとき、キレの修正をしなければならないとも、考えてきました。キレることは、常に両義的な側面を含んできたのです。

今日、この人類の遺産の重要性を、私たちがまったく忘れ去ろうとしているのは事実です。そして、この変化にもっとも重要な役割を果たしているのが、精神医学です。次章では、この点について再び専門的になりすぎるかもしれませんが、詳しくみていきます。

第2章　精神医学はキレることをどうみてきたのか？

精神の病気と脳の病気

キレることを医学的な立場から脳の問題として説明されても、いま一つピンとこない。多くの人がこう感じるのは、キレるのは気持ちの問題で、身体の問題ではないと考えるからでしょう。現代人は、精神の働きが脳の働きだと頭では理解しているのですが、それでもすべての心の動きを身体的に説明することには、大きな抵抗を感じるのです。

精神医学も、この点では、まだまだ大きな混乱の渦のなかにいます。心や気持ちを、すっきりと科学的に説明することなど、とてもできないのが現状です。しかし、この百年間、とりわけこの20年間で、キレることを精神医学的に位置づけようとする考え方は、とても強いものになってきました。

その最大の原因は、キレることを薬でコントロールできるようになりはじめたところにあります。それも病気によるキレだけではなく、日常のちょっとしたキレも薬を使用することでまったく形を変えてしまうことが、ある程度可能になりました。

このため、第1章とは異なる説得力ある仮説が登場しています。今日、これらの仮説の多くは、教育や保育の世界に多大な影響を与えはじめています。もちろん、これらの説には大きな落とし穴があります。専門家の指導に従っていると〝何となく変だ〟〝どこかちがう〟という感覚が備わってくることが多いのですが、医学知識がないとプロの指導には反論できません。親も教育者もずるずるまちがった治療と指導にまきこまれていく事態が日常茶飯事に起こっています。

そこで第2章では、本論と関係がないと思われるような、大人の精神障害の説明に立ち入ることになります。この知識がないと、キレることへの医学的介入に、きちんと対処できないと思うからです。このためもし途中で読み疲れたり、興味がわかなくなった場合には、78頁の「精神科の治療は…」という項へ、ひとまず先に進んでください。

宗教では、精神と身体とは別のものとする考え方が優勢です。初期の精神医学もこの影響を受けていました。このため、第1章で紹介した脳外傷や、認知症のように脳組織の変化で起こる精神の障害は、外因性精神病と呼ばれていました。身体の変化、つまり精神の外に起こる変化のために精神が乱れる現象なので、外因性と名づけられたのです。一方、精神そのものに変化が起こっていると判断した病気を、内因性と呼びました。この章の前半ではその代表とされる統合失調症と気分障害（うつ病）を中心に、キレることに対して用いられる薬のことを説明します。

第1章で紹介したてんかんは第二次世界大戦前、統合失調症、うつ病とともに内因性精神病に分類されていました。やがて、両者の中間に、心因性という言葉も生まれます。心の外と内の両方の変化を受け変化を両方に与えるもの、あるいは両方の間にあるものとして考えられたのです。一般の心理学は、これと違った心観をもっていますが、臨床心理学は、この影響を受けて発展します。今日の医学は、外因とか内因とかいう昔の区別を使わなくなりましたが、この考え方は、いまでもキレることに対して偏見を支える原因になっています。

精神と身体をそれぞれ独立したものとする考え方を心身二元論といいます。目にみえない魂や霊が重要で、その入れ物としての物質的な身体は軽いとみます。古来、意識は霊的中心です。てんかんはこのような考え方から、精神の内部の変化とみられていました。ところが、脳研究が進むと、第1章のようにてんかんは外因性の代表的な病気だということがわかってきました。その結果、今日、精神科ではなく、小児科や神経内科で診る病気とみなされるようになりました。

20世紀の精神医学の主流は、ほかの内因性疾患もやがては脳の病気としてあきらかにされるだろうと期待しています。

実は、うつ病はてんかん同様、今日、身体の病気とみなされる傾向が急速に強くなってきました。現在もまだ大きな偏見を受け続けているのは、統合失調症です。

人格が壊れてキレるという偏見―統合失調症

統合失調症は、「シゾフレニア：schizophrenia」の訳語です。つい最近まで、日本では精神分裂病と呼ばれていました。

schizoというのは、schism（分離）と同義で、「scissor：ハサミ」と意味やスペルが似ています。そのためハサミで切り裂いてしまうようなキレるニュアンスが、言葉からは浮かんできます。余談になりますが、日本語のキレるは、「カット：cut」とか「ティア：tear」になるでしょう。しかし、英語（『あなたがキレる瞬間』（ニコラスレグシェ著））では「ブレーキングポイント」がキレと訳されています。ブレークというのは、壊すとか、破るという意味です。だから、ブレーキングポイントは、正確には、破壊（滅）点で、洋の東西を問わず、分裂する、破壊する、キレるなど、精神の障害はどこか似た負のニュアンスの方が強調されるところがあるようです。ただし、ブレークには、大記録を達成するなど、大成功の意味も含まれます。キレるにも、〝ふっきれる〟〝キレ者〟〝キレ味〟など正の意味があります。分裂とは、新しい生命や可能性の誕生も意味しているのです。

しかし、残念なことに、19世紀以後、分裂病という、人間性や人格が壊れるとされた恐ろしい病名が発明されます。それまであまり問題にされてこなかった現象も、分裂病という名前がつくと、偏見と誤解だけをふくらませていくことになりました。

「オリバーツイスト」「クリスマスキャロル」などで有名なディケンズの長編小説「デイヴィッド・コパフィールド」にミスター・ディックという過去の亡霊に悩まされる老人が登場します。

ディケンズは、彼を素敵な変人として誇らしく描きます。しかし、周囲の人からは価値のない狂人とみなされていたとも書いています。19世紀前半のことだったので、これで済んでいますが、20世紀の医師なら確実に統合失調症と診断し薬漬けにしたでしょう。ただ、21世紀には、発達障害という診断を下す医師の方が増えるかもしれません。統合失調症を、恐ろしい病気とする迷信によって偏見を招く見方は、200年の失敗を経て、ようやく冷静さを取り戻しつつあります。

統合失調症が恐れられる背景

統合失調症の最大の特徴は、妄想と幻聴です。

妄想というのは、一般の人にはあまり通じない考え方を意味します。たとえば、自分がだれかにねらわれているというような考えは、通常ならよほどあきらかな証拠がなければなかなか起こってこないでしょう。しかし、統合失調症の人の場合は、「CIAがねらっている」とか「さっき横を通った自動車の鳴らしたクラクションがぼくを殺す合図だ」とか、多くの人が絶対ありえないと思うような考え方をしてしまうことがあります。それもわりと簡単に直感でピンとひらめくことが少なくありません。そのためまわりの人は、この考え方についていけなくてびっくりします。

幻聴というのは、ほかの人には聞こえないのに、自分のことを悪くいっているとか、あざ笑っているとか、死ねという命令を出しているとか、そんな声や命令が聞こえてくる状態です。本人は、そういう声が聞こえると落ちこんだり、腹を立てたり、そういう声に向かって反撃しようとしたりしてしまうこともあります。でも、ほかの人には聞こえていない声なので、奇妙な行動を突然起こすというふうにみられてしまいます。

このため、当人は幻聴・妄想から身を守ろうと必死に努力すればするほど、ピンとひらめくとパッと奇妙な行動をしているように、つまり、キレたようにみえます。

ほかの人と一緒にいても、自分の考えがわかってもらえないどころか、まったく誤解される。自分に起こっている不安や恐怖を一生懸命に訴えても、通じない。それどころかうんざりされたり、無視されたり、ときにはいいかげんにしろと怒りだされてしまう。本人が不安なときにそんなふうに対応されると、だんだん周りの人が自分に敵対してくるように感じられる。こうなるとストレスが増し、幻覚や妄想が増え、ますますキレてみえる悪循環が起こってきます。

そのため、人間社会から遠ざけられ、やがて自分でも人々と離れ、だんだん社会性を失っていくような事態に追い込まれていきます。このようにして、恐怖や被害感をともなった幻覚や妄想が雪だるま式にふくらみ、進行して重症化する状態が統合失調症の本態と考えられてきました。社会から身を隠すと不気味に思われます。そのうえ、行動がキレたようにみえてしまうので、いかにも犯罪を起こしそうに誤解されます。

昔は才能として受け止められた幻覚や妄想

精神障害といえば、まず統合失調症を思い出す人が多いのではないでしょうか。そんなに注目される病気でありながら、統合失調症が世のなかに登場したのは、そう古いことではないというのが通説です。現在の統合失調症と同じような状態がしばしば記録に登場するようになるのは、1700年代くらいのことです。

この点は、てんかんやうつ病が、文明の発生当時に知られていたのと大きく異なります。つまり、昔の人にとっててんかんやうつ病は、魂や霊の変化としてとてもインパクトのある状態だったけれど、統合失調症はあまり気にならなかったということを意味しています。

古い記録のなかにも幻覚や妄想の記述は、あることはある。たとえば、聖書の預言者など、今日的にみれば、幻覚や妄想のかたまりのような人はいます。彼らは、神様をみたり、目にみえない現象をみている。いまに災いが起こるという予言なども、妄想だったのかもしれません。いまなら、そんな預言者風の人がでてきたら、人々は避けて通るでしょう。でも、昔、人類は、妄想や幻覚をみる人をむしろ尊敬しました。病気というより才能として受け止めたのです。

日本でも、「ユタ」のように神と人間のあいだをつなぐシャーマンがいました。こういう人たちは幻を見、その妄想はみんなが共有していたものでした。妄想や幻覚の共有には、麻薬や幻覚剤が使用されることもありました。これらの薬は、いまなら人々を孤立化させ、キレたり、犯罪のもとになる薬とされています。しかし、当時は、これらの薬を使用することで、自然界の精霊から人間まで、あらゆる生きものの心をつなぎ合わせることができたのです。こういう生命力に富んだ文化のなかでは、統合失調症は病気どころか、大切な精神性だったのでしょう。こういう豊かな自然との共生を失っていったことが、統合失調症をこわがるようになったことと関係するのでしょう。

それが、いまでは、まったくちがってきました。統合失調症は幻覚や妄想に陥ると急にキレたようになり、たいへんな問題や犯罪さえ起こしかねないという完全に一方的でまちがった思い込みが一人歩きしています。なぜ、１７００年代頃からこんな傾向が起こり、20世紀に誤った認識が広まったのでしょうか。

脳破壊手術から50年を経て

認知症のところで書いたように、人間は説明のつかないことを恐れます。統合失調症の人をよく理解していないと、まわりの人々は、妄想や幻覚に何かわからぬ不安を感じはじめます。この不安が、統合失調症の人は犯罪を起こすのではないか、すぐキレるんじゃないかというデマに触発されると疑心暗鬼を生み出します。しかし、どちらかというと統合失調症の人は、自分自身がわけのわからない状況に追い込まれていても、必死に相手に向かって平穏な解決を求めていくタイプの人がほとんどです。実は、たいていの場合、先にキレてしまうのは、統合失調症の人でなく、今起こっていることを理解できなくなった周りの正常な人の方です。もちろん、無理解によって言葉が圧殺され、多くの人にキレた対応をされ、とうとう忍耐しきれなくなるような状況に追い込まれると、普段は忍耐強い統合失調症の人もがまんできなくなって、おさえにおさえていたものが、一気に外に出てくることがあります。

最悪の場合、このキレが、事件を生むことが、稀にあります。周囲が先に相手を疑い敵対しはじめたのに、それに相手が反応すると、「わけもなく怒った」「なぐりかかってきた」と逆ギレして、相手が突然わけのわからない危険な行動をとっているように受け取ってしまうとこじれた対立が生じるのです。このため、統合失調症は、キレる犯罪の代名詞のように誤解されました。

統合失調症のキレるは、脳の病気や外傷、老年性の変化、てんかんなどによる脳の変化のように、脳とキレるとが直接的にむすびついていることは稀です。

認知症の場合は、本人が自分に起きていることを理解できずに、まわりを誤解していくわけですが、統合失調症の場合は、世のなかの人が統合失調症の人に起きていることを理解できないから、誤解していくのです。

実際、統合失調症の人が犯罪を起こす率は、健康な人よりもずっと低いのです。それでもなぜ統合失調症の人の犯罪が問題視されるのかといえば、犯罪を起こした理由がわかりにくいために、まわりの人に不安を抱かせてしまうからです。

しかし、医学の誤りは、診断の問題にとどまりませんでした。

統合失調症の人が、追いつめられて忍耐の限度を超えて起こした行動を、鎮静剤によって抑制することだけを治療だと考えてしまったのです。衝動性や攻撃性を弱める治療を推奨しはじめたのです。最初は失敗続きでしたが、第二次世界大戦後、有効な薬剤が開発されます。薬だけでなく、外科手術も開発されます。前頭葉を破壊すると、沈静効果が認められることがわかり、ロボトミーという脳破壊手術が流行しました。第二次大戦中、ロボトミーや鎮静剤は、統合失調症だけではなく、政治犯や捕虜など、さまざまな人をおとなしくさせるために人体実験されました。電気ショックもこれに加わります。

しかし、その後、こういった治療は、無効なだけでなく弊害が多いことがわかってきます。鎮静剤を大量に使うと、人間らしい感情や創造性が失われます。

こういったことは、治療方法が開発された時点でわかっていたのですが、新しい医療技術の開発に酔いしれた精神医学は、長年自らの非を認めませんでした。戦後50年、ようやく古い精神医学は、消えようとしています。統合失調症の診断や治療は、大々的に見直されはじめました。しかし、次のような大問題を積み残したままです。

第一に、偏見と差別は、病名を変えたくらいでは変わらないほど、まだ現代人の意識にしみついたまま残っています。今後、新しい医学がこの問題を解決できるかどうかは、まだ疑問です。

第二に、キレる犯罪に対する誤解が、まったく解消されていないことがあります。キレる犯罪は、脳の異常によるのではなく、対人関係のきしみによるという事実は、統合失調症にだけ当てはまるのではありません。しかし、この点を、近年の医学はむしろ忘れてしまったようにみえます。

これらの問題の解決には、後に触れるように、キレることを人間関係から見直すことが、とても重要になってきます。

キレるのは神経伝達物質のせいだった⁉

さて、ひどい治療が行われた統合失調症の人の脳を調べていくうちに、ドーパミンという物質が働いている脳の部分に問題があるということもわかってきました。このため、統合失調症の原因がドーパミンにあるという仮説が生まれました。のちに、このドーパミンの変化は、薬をつかったことの影響だということがわかり、仮説は否定されます。しかし、この仮説は、脳内物質がキレることと関係しているという考え方を生みだしました。これによって、1960年代、精神薬理学という学問が一気に花開き発展します。てんかんのところで紹介したように、神経というのは、細く長い長い電線のような枝をもった細胞です。

神経の命令は、この枝を通して電気的に伝わります。この神経細胞に「電気よ流れなさい」という命令をだしたり、「電気よ止まりなさい」という命令をだしたりする化学物質が、脳内にはたくさんあります。神経伝達物質と総称されていますが、ドーパミンもその1つです。さまざまな神経伝達物質の相互作用によって、電気が流れたり、流れなかったりしています。

第1章でみたように、人間の攻撃性は、警戒、心配、不安といった情動や、緊張、集中、過敏といった意識や、記憶、計算、判断といった知的活動など、一連の精神機能の高まりを必要とします。実は、ドーパミンは、ノルアドレナリンなどとともに、これらのほとんどの電気活動に命令を出す伝達物質です。また、これらが一瞬の衝動性によってキレるときは、全身を最大限有効に使うために、交感神経系と呼ばれる末梢神経のネットワークが活用されます。

このネットワークをコントロールするのは、テレビのCMなどでよく知られている、アドレナリンです。実は、これら、ドーパミン、ノルアドレナリン、アドレナリンという3つの物質は、カテコールアミンと総称されています。すべて、チロシンというアミノ酸から作られる、とてもよく似た、兄弟のような物質です。なお、覚せい剤のアンフェタミンも基本的には、ほとんど同じ構造をしており、その作用もよく似たところがあるのです。

カテコールアミンの活性化と、堪忍袋の緒がひも解かれることは、とても深く結びついている。こう考えると、プッツンから妄想まで、ニュアンスや程度の差はあっても、キレるという言葉ですべてまとめられるような気がします。いや、普段ごく軽く普通にキレることも、伝達物質の問題として説明できるかもしれません。

少し、ついていけなくなった読者もおられるでしょう。上述のように、78頁へ先に行っていただいてもかまいません。だいじょうぶなら、もう少しつき合ってください。もともと、心理学や精神医学は、まったく質の違うバラバラな現象を寄せ集めて、あたかも1つのまとまった筋立てがあるかのようにストーリーを創造する学問です。特に、臨床心理学は、1人ひとりの人間の多様で個性的な精神活動を、一言で分類したり、判定したり、行動予測したりするために、相当乱暴な結びつけやこじつけを行います。私も、統合失調症の話から、いきなり耳慣れないドーパミンとかカテコールアミンの話に移り、さらにそれを哺乳類の防衛反応に結びつけて説明しました。どの話も、私たちの普段の生活とは縁のない各々バラバラの話のように感じられたかもしれません。

しかし、それでも多くの臨床家が、こういった切れギレの話の寄せ集めを信じて治療するのは、ある程度予想どおり薬が効くことが少なくないからです。統合失調症の治療薬を、ごく微量使用すれば、多くの人は、日常生活に起こるキレの一部を抑止することが可能になります。また、統合失調症には効かなくても、カテコールアミンの働きを抑制する傾向のある物質は、キレることを減らしてくれます。

多くの人は睡眠（導入）薬を使用した経験があるでしょう。睡眠剤の大部分は、ベンゾディアゼピンと総称され、基本的な化学構造は、いわゆる精神安定剤（抗不安薬）とまったく同一です。実は、ベンゾディアゼピンは、どの薬にも睡眠作用、精神安定作用、筋肉弛緩作用、抗てんかん作用があります。しかし、薬によって、どの作用が強く、どの作用が弱いのかが違うだけです。

眠れないときは、神経が過敏になりちょっとした物音やちょっとした心配で、イライラします。ときには、眠れないこと自体にイライラして、かえって寝つけなくなることもあります。つい、キレて寝がえりをうったり、行ったばかりのトイレに起きたりしてしまうでしょう。こういったとき、睡眠薬を飲むと急に落ち着き、身体がリラックスし、イライラが消え眠れます。一方、精神安定剤は、眠気はあまり強くありません。昼間、心配や不安、あるいは緊張でイライラしそうなときに使用すると効果抜群です。

ところで、カテコールアミンは、人間が起きて活動するときにはもっとも重要な物質ですが、眠るときには、活動が鈍くなっている必要があります。実は、ベンゾディアゼピンは、直接強くカテコールアミンに働くことは少ない物質です。しかし、間接的に、カテコールアミンの働きを抑えるように作用することは、よく知られています。

さて、まだまだ不十分かもしれませんが、統合失調症―カテコールアミン―防衛反応―ふだん私たちが軽くキレること、という結びつきは、まったくのデタラメではないような気がしてきませんか？ そして、実はベンゾディアゼピンには、抗てんかん薬の働きまであることをつけ加えると、キレることと第1章で紹介した脳の変化とは、やはり何らかの関係があると考えても、単なる眉つばではないように思われてきます。

攻撃は最大の防御―特殊で複雑な人間ルールの登場

もともと草食だった人間の攻撃性は、ヒョウよりシカに近いものだったでしょう。しかし、シカとはちがって人間の心はいろいろ複雑になっていきます。たとえば、ヒョウがみえたら、シカならただひたすらに逃げます。きっと、人間の最初の祖先もまず木の上に逃げてようやくホッと一安心したことでしょう。しかし、知恵づきはじめた人間は、ヒョウをやりすごしていく方法を考えるようになりました。はじめは木の上で、ヒョウを観察しながら、肉食獣は空腹だと生物を襲うが、満腹だと無視するなどと考えはじめたのかもしれません。

人類はやがて森を離れます。草食から雑食へと変化し、集団で狩りを行うようになると、協力して肉食獣を追い払い、自分より大きい草食動物まで攻撃する側に変身していきます。このとき、人間の攻撃性は草食の防衛より肉食に近いものとなりました。

もちろん、不安なら逃げるという太古の衝動性をすべて捨てたわけではありません。道具をもって群れると強い人間も、1人で何ももたないときは、からっきし弱いままです。しかも、被捕食者から捕食者へ立場は変わっても、追いかけるときと逃げるときとは、利用する脳の働きはほとんど同じです。いずれも、カテコールアミンを利用します。このため、狩りをするようになった人間は、逃げるために必要不可欠の武器である不安という感情と餌を得るための闘争心を呼び起こす攻撃的な感情とが、同時に入り乱れて起こるようになりました。どうやら「攻撃は最大の防御だ」という、人間の知恵は、本来の自然界のルールではなさそうです。知恵づいた特殊な行動パターンによって、人間の精神活動は特殊で複雑なものになってしまったのです。芹沢さんのいうイノセンスのように衝動的、攻撃的になってキレるというのは、ほかの動物にはみることのできない人間の生存と防衛のための基本なのです。

それでも原始時代には、まだ不安な感情のほうが上回っていたのかもしれません。人は自然を敬い、防衛（安心）と欲求（満足）のバランスや自然界のルールを優先しながらコントロールしていました。これがあやしくなりだしたのは、農耕や牧畜、さらに文字や武器の発見により、人間が自分たちのルールで自然を支配しはじめたころからです。文明が進むと、人間の自然からの逸脱はどんどん大きくなっていきました。ヒョウより強くなった人間は、徐々に自然の脅威を克服し、とうとう怖いのは、同じ人間だけになったのです。

人間が人間を恐れる。そうなると、本来助けあうべき人間関係が崩れはじめ、奇妙なことが起こってきます。「自然の与えた恐怖の前でビビっては、みんなの前でかっこ悪い」なんてルールをもつ社会も生まれました。本心を偽って、おそろしいものに堂々と立ち向かわないのは一人前じゃないとか男じゃないといった無理が求められるのです。文明化によって人間は仲間と対立し、自己の内部で対立する心に引き裂かれることになります。ストレスの誕生です。

産業革命は、人間ルールが完全に自然を支配したという宣言でした。それまでは、ほとんどの人がいまなら凶暴や粗野とされる野性的な人間でした。水滸伝の英雄のように、人間の自然な感情を自然に出すことの方が善で、大いにキレることが英雄視されたのです。

防衛本能の混乱

自然相手と人間相手では大きなちがいがあります。自然の恐怖に対してはごまかしで身を守ることはできません。自然界だったら、ヒョウは、だれにとっても、いつでもどんなところでもこわい存在です。いくらウソでごまかして強がってみても、よほどの熟練がないとヒョウの前では通じません。

一方、人間の社会から身を守るためには、自然界で通じない手を多く必要とします。人間は社会生活をするうちに、ウソやごまかしといった精神の防衛機能を身につけていくことになります。よく「頭隠して尻隠さず」なんていいますが、子どもが比較的早く学ぶのは、「オメメつぶっちゃったら、もうみえないから安全」みたいな隠れ方です。これは、けっこう動物にも認められる行動ですが、人間の大人の世界では、これらを大変巧妙に組み合わせていくたくさんのテクニックを学んでいないと、生き残れなくなってきたのです。このルール変更でいちばん混乱するのは、もともとが野生に近い子どもです。

母の胎内にいるときには、子どもは完全に守られています。でも一度体外へ出るとそうはいきません。生まれた直後には酸素不足になり、おギャーと泣いて、息を吸わなきゃならない。息だけなら、自然のルールが与えてくれた自分の力そのものでできる。でも、外気にさらされて寒いのはだれかにあたためてもらわなければ、自分ではできない。現代の人間の赤ちゃんは、冬なら暖房がいる。そういう生きるか死ぬかの不安を経験するたびに、泣いたり叫んだりすることで親からの保護を得ねばなりません。こうして人間の子どもは自然と人間ルールの両方をうまく調節する方法を獲得していきます。

問題は、泣き叫んでも人がきてくれないときです。そうすると、ますますあせってギャーッと泣く。これが人間にとってまさにキレる現象の最初です。つまり、キレることこそ自分を防衛する最大の武器なのです。この点は、自然界でも文明世界でもまったく変わりません。これが、イノセンスの原型です。

さて、社会による自然ルールの変更が大混乱を引き起こすのは、生後数カ月のことです。ヒョウは、襲うときには、世界中で何十万年も共通した不変のこわさの形をとって迫ってきます。でも、人間は、ニコニコしながら人を脅すことがあります。たとえば予防接種。お医者さんはニコニコと〝痛くないよ〟なんていいながら、ブスリと注射します。

しかも、このとき恐ろしいことに、ヒョウに対しては命をかけて子どもを守ってくれる親が、襲いかかる医者の味方をして子どもを押さえつけることです。子どもがこのルールを理解できるのは、数年後です。

文明が進み自然のルールとちがうルールが多くなるにつれ、防衛機能の混乱は増大します。もともと、カテコールアミンが分泌されると、闘争と攻撃に引き裂かれていた人間は、ますますどうしていいかわからなくなってしまうのです。このような社会では、本来人間がもっていた生物としての才能が、かえってあだになることがあります。

自然界を離れた人間のストレスを代表する気分障害

さて、話を精神医学と伝達物質に戻します。自然界を離れた人間のストレスを代表する病気として、近年注目されているのが、気分障害です。

内因性疾患の1つである気分障害は、いわゆるうつ病とその類縁疾患の総称です。伝達物質との関係で、いまいちばん注目されている障害です。アメリカでは、女性の4人に1人は一生のうち一度以上うつ病にかかるといわれています。現在10人に1人の女性が抗うつ剤を飲んで生活しているといいます。近年の日本の統計では、統合失調症がいちばん患者数も多く、全国に220万人いるといわれ、もっとも中心的な精神障害だとされてきました。しかし、不景気、失職、老人の不遇、離婚など社会の希望の減退とともに、この10年気分障害はこれを追い抜く勢いでひろがっています。

うつ病というと、一般的にはストレスで元気がなくなってなにもできなくなるという症状が注目されています。特徴的なのは、過労死などの労働問題や自殺の多発など、自分を責めて傷つける傾向でしょう。これらはいわゆる一見するとキレるとは逆の、キレることもできない状態のようにみえます。しかし、統合失調症よりもうつ病の方が普段のキレる状態に近いとする研究者も少なくありません。その場合、自傷や自殺など衝動的に自分を傷つけることが、キレることだと考えられるのです。

攻撃性が自分に向かうとき

気分障害の1つに、そううつ病があります。双極性障害と呼ばれ、うつ病は、うつ状態にしかならないのに対し、そうとうつの両極の間を波のように行き来する病気です。そうというのは、うつとまったく逆でとても活動的で、どちらかというと気分爽快で一見ストレスとは無縁の元気すぎる状態です。イメージのわかない人は、酒によって気が大きくなりすぎた人を思い浮かべるとよいでしょう。普段ではとてもできないような大胆な行動をとるようになり、とりわけ快楽を求める傾向が強くなると、身体の危険を省みず大胆な荒業や無鉄砲なけんかをしてしまいます。気分のよい酒は快適だが、やけ酒や絡み酒になるとイライラしやすく、簡単に攻撃的になるのに似て、そう状態もすぐに衝動的な行動を引き起こしてしまうのです。

これが極端になるのは、抗うつ剤を投薬したときです。うつから急にそう状態に変わることがあり、突発的な危険行動が起こりやすいのです。

このときエスカレートするのは、他者へ向けての攻撃性だけではありません。攻撃性を外部に向けるのではなく、自分に向けてしまうのです。それが、自傷行為や自殺というとりかえしのつかないかたちになってあらわれます。気分障害の場合、キレるというのは、二面性をおびています。他者に向かう攻撃性は、せいぜい深く謝れば済む程度に終わります。しかし、死には、謝りようがありません。私は、そうとうつの二面性は、キレることの攻撃性と逃避の二面性を反映していると考えています。

抗うつ剤によってキレる若者たち

うつは、気持ちがうつうつとして落ち込み、悲哀やむなしさ、孤独を感じてなにもできなくなる状態です。この状態にいちばん似ている感覚は、とても近しく親しい人が亡くなったあとのさびしさやむなしさ（死別反応）だとされます。近年死にゆく者やその家族の研究、あるいはがんにおける失望についての研究などから、次のような推測が生まれました。典型的な死別反応は、不安、怒り、いらだち、あせり、絶望、悲しみなどという感覚を段階的に経た後、ついには悲哀へ向かうというものです。つまり、喜怒哀楽という人間の基本感情のうち、否定的な要素をふくんだ感情がすべて死別に代表される1つの流れのうえに位置づけられているのです。最近、脳内物質の研究が進むと、こういった一連の感情の動きは、セロトニンという伝達物質と関係がありそうだということがわかってきました。この物質は、うつ病の病態を左右する物質とも考えられています。

セロトニンの働きが良好だと比較的ゆとりをもって安定した行動がとれ、衝動的な行動をとることが少ないのではないかと考えられています。堪忍袋にゆとりをもたせ、その緒がキレないように安定にするのです。実際、さまざまな不安症状（パニック発作や社会不安など）に、セロトニンの活性が増加するような薬を使用するとピタッと不安が消えることが少なくありません。その代表にSSRIという一群の薬があります。セロトニン再吸収阻害剤と訳され、1990年代以後、欧米で使用されるようになった新しい抗うつ薬です。名前のとおりセロトニンの活性を高める薬で、同時に、ストレスによるさまざまな症状に劇的に効くことがあります。これまでの抗うつ剤も同じ作用をもっていたのですが、それらに特有の目にみえる副作用が少ないので、一時アメリカではドラッグストアでも扱われたそうです。いずれにせよ、いま世界中で一番人気のある薬です。

こう書くと、セロトニンは、何やらありがたい万能物質にみえます。でもSSRIが大変気軽に使われるようになったことで、おどろくようなことがわかってきました。なんと、抗うつ剤を使っている人のほうが自殺率が高いのではないかという疑いがでてきたのです。とりわけ若い人に、SSRIを使用すると危険が高いというのです。

先ほど書いたように、抗うつ剤を使うと、うつからそうへ急変し、イライラや焦燥と共に衝動性が増す人が少なくありません。また、逆に薬をやめたときにも、違う形で急にイライラしたり、キレたり、攻撃性が増したりすることもわかってきました。

薬をやめるとキレるという点では、ここ数年新聞紙上をにぎわしたリタリンという薬が有名です。リタリンは日本でこそ抗うつ剤として使用されていましたが、その本質は覚せい剤です。飲んでいるときは集中力が増すけれど、効き目がきれると逆転します。前者は覚醒効果、後者は依存性のために起こる症状です。問題になったのは、依存と離脱という覚せい剤独特の副作用で、薬がきれてしまうとリタリンを得るために犯罪まで起こしかねない若者が増えたという点です。では、なぜ若者は抗うつ剤やリタリンを多用するようになったのでしょうか。表向きの理由は、うつ病が増えたことと、リタリンが第1章の冒頭で紹介したMBDによく効くとされたことが原因とされます。この点は、後で検討しますが、いずれにしても、重症のうつ病に対し、副作用を心配しながら慎重に使われていた薬を、安易にたくさんの人に使用するようになって、このようなことが判明してきました。それも、脳が急成長中なので、従来なら投薬を控えてきた子どもにまで投薬した結果起こったことです。

この点は4章で考えることとし、ここでは少し医学的治療とはどんなものか、その中味に触れながら考えてみます。

医療の主体は脳に作用する薬剤

身体医学に内科と外科があるように、精神医学にも両方の考え方があります。ひと昔前は、脳の一部を切り取る(前頭葉切除など)ことによって、攻撃的な性格を変えて意欲のない沈静化された人間をつくろうとする手術的方法もありました。電気ショックを与えたり脳をとり囲む液体を抜き出したりして、脳の機能を変えようとしたこともあります。今日では、これらの大部分は否定され、一部がリニューアルして再開されています。なんといっても今日の治療の主体は、内科的な薬剤療法です。

人類は太古から、麻薬を利用して攻撃性や衝動性をコントロールしていました。薬剤を使い、普段とはちがう精神状態へ集団全体をもっていくことで、生活はおろか狩猟や宗教儀式など政治の中心である祭りを運営していたのです。この時代、酒も自然の恵み、百薬の長として、貴重な宝物でした。しかし、コロンブスの大陸発見以後、西洋の植民地支配がはじまり、やがて列強の競争が起こると、麻薬は悪用されはじめます。

20世紀、麻薬のような生薬だけでなく、たくさんの覚せい剤が工業的に製造されるようになります。最初は厳重に管理されていましたが、戦争と暴力に利用されたうえ、一般の人々にも出まわります、神と人をつなぐ天からの贈り物であった人間を幸せにする薬は儲けの道具になり下がりました。最近では、これらの薬や抗精神薬だけでなく、一般の薬にも恐ろしい薬理作用をもつものが多く、たとえば、インフルエンザ治療薬のタミフルによる事故にみられるように、衝動性と関係が少なくないのです。一般に油に溶ける化学物質はすべて脳に作用します。しかも、一定の比較的簡単な化学構造をもっていると、ドーパミンやセロトニンを変動させることもわかっています。

薬の予期もしない反応

このため、さまざまな薬をうまく使えばある程度衝動性や攻撃性を抑制できるようになってきました。

たとえば統合失調症や発達障害でよく用いられるのは、抗精神病薬（メジャートランキライザー）と総称される薬です。主にドーパミンの作用を抑えることが期待されています。鎮静作用とか衝動抑制作用と呼ばれ、堪忍袋の緒を解き放つときに活動する物質を働きにくくすることで、緒をキレにくくしようというのです。先ほど紹介したように、ごく少量で、たいていの人の衝動性を抑えられますが、連用するとかなりの人が不愉快で抑うつ的になってしまうでしょう。うつ病や不安障害、強迫性障害に使われるのは、抗うつ剤です。これは、セロトニンを調節すると信じられていることは紹介しました。堪忍袋を大きくしよう、その緒を切るかどうかの判断を冷静にできるようにしようという考え方で使われます。抗てんかん薬の一部は、てんかんだけでなくうつの内そううつ病（双極性障害）にも有効で、その時は、感情（気分）調整薬と呼ばれます。これは直接堪忍袋に働きかけるというより堪忍袋の周辺を安定した状態に保っておこうという期待をこめての投薬です。発達障害では、メジャートランキライザーが逆効果で抗うつ剤や抗てんかん薬の一部が、有効なことがあります。

発達障害のようにどれか特定の薬が有効というのではなく、いろいろな薬が有効と考えられている状態は、いろいろあります。よくキレることの代名詞のように語られるヒステリーは、今日、解離性障害と呼ばれます。また、コロコロ変動しやすい態度によってキレやすい典型とみられがちなのは人格障害と称されます。これらに対してもいろいろな薬が使われますが、短期的には効いたようにみえても長期的には逆効果のことが多いようです。

キレることと化学物質の関係で偉そうなことを書いてきましたが、精神科では診断が曖昧なうえ、どの薬がどの障害にどう効くかわかっているのは、ごく一部の障害だけです。堪忍袋がどういう状態にあるか障害と直結して考えることは、ほとんどできません。そこでやみくもに、いろいろな薬を混ぜて使ってみたりするのです。とくに日本で好まれるのは、一般的によくみかける心配ごとや不安あるいは不眠に使われるマイナートランキライザー（精神安定剤）です。先ほど、ベンゾディアゼピンとして紹介しましたが、情緒への感受性を低くしたり、全体の反応過敏性を抑えることで、袋の緒を開かせようとする力を弱めることが期待される薬です。この薬は、覚せい剤や麻薬と同様、依存をまねきやすく、それによってかえってキレる原因にもなります。

こう書いてくると、キレるという症状にだけ着目し、それを悪いことと考えて薬を使うこと自体に、危険があることがわかってくるでしょう。くり返しますが、キレるということは、現象としては1つにみえるけれども、抑制しようと対策を練る限りピンからキリまであまりにも奥が深い多様なできごとなので失敗してしまうのです。

精神科の治療は、すべて対症療法だから

表へ出た症状は1つでも原因はいろいろある。こんなときにどう治療すべきかを医学は、対症療法と根治療法といった考え方で説明します。たとえば、抗生物質のように体のなかに入ったバイ菌を殺すというような治療は、根治療法と考えます。病気のもとになっている直接の原因、つまり根本を直すということになるのです。いっぽう寝冷えであれ、ウィルスによる風邪であれ、ともかく表に出ている鼻水やせきといった感冒の症状を止めるというような治療は対症療法とされます。いまのところ、精神医学に根治療法はまった

くありません。

いまいったように、原因はおろか病態（脳のなかで起こっていること）がまだベールにつつまれているから当然です。今できるのは、結果として行動などにあらわれる症状をおさえる対症療法だけです。

しかし、薬で症状をおさえると、思わぬ問題が起こります。思わぬ問題というと、すぐに思い浮かぶのは予想外の副作用のことでしょう。しかし、副作用で本当に恐ろしいのは、予想外の反応だけではなく想定される薬の作用そのもののことが少なくありません。

風邪を例にとりましょう。病気によってはおさえてはいけない熱もあれば、出しておかないといけない鼻水もあるのです。熱は、人間をぼんやりさせ休息させる作用や体内に入ってきた細菌の働きを鈍くする働きがあります。鼻水は乾いた粘膜にうるおいをあたえ、侵入してきた細菌を洗い流す役割をします。ですから、寝冷えによる風邪に使用してもあまり問題のない感冒薬も、ウィルスや細菌による感冒症候群に使用すると、かえって病気を悪化させる可能性があるのです。症状の大部分は、生体に有効な働きをしています。

薬を使うと、必要な症状を止めることになり、結果として状態を悪化させかねません。

衝動性や攻撃性も、熱や鼻水と同じで、心身の必要性によって生み出されることが少なくありません。ほんとうに衝動性や攻撃性を抑えたほうがいいのかどうか、全体をみて慎重に判断しないと、逆効果になることがとても多いのです。

しかし、私たちが日頃それらを抑えようとするのは、そういう行動はみっともないとか、嫌われるんじゃないか、将来犯罪につながりはしないかといった曖昧な理由によることが少なくありません。ほんとうに危険な症状かそれとも必要な作用かはあまり考えないで、外からの要請を気にしてしまうのです。医者としては、できればそういう表面的な理由よりも、ほんとうの原因をなるべく正しく理解し、心身の必要性を重視したうえで、衝動性や攻撃性を起こす精神的なメカニズムを調整すべきです。しかし、そういう意味の対症療法を行うことは、とても難しいのが実情です。

そこで、つい、やみくもに投薬し、大きな問題を起こすことになります。同じ薬でもキレる原因によって、まったくちがった効き方をするのは当然です。ある人にはよかった薬が、別の人にはかえって衝動性や攻撃性が増すというのはよくあることです。

薬は病気によってちがうだけでなく、同じ病気でも状態によって正反対に働くことがあるのですから、上述のような曖昧な理由で、薬を考えると、とんでもないまちがいが起こるのです。うつによる自殺を防止するはずの抗うつ剤が、かえって自殺率を上げるという話はもちろんですが、統合失調症などに用いるメジャーも、多くの人をうつ状態にします。また、精神安定剤には、依存が生じて、人をキレやすくすると書きました。欧米では、このためほとんど使用されなくなったのですが、日本では精神科で乱用されるだけでなく内科などで大量処方されていて、とても危険です。

覚せい剤で問題になるのが、第３章で紹介するＡＤＨＤです。詳細は後述しますが、ＡＤＨＤの一部には、通常の精神安定剤や抗てんかん薬を使うと、依存ではなく直接作用によってイライラや多動が激しくなる人がいます。ところが、覚せい剤を飲むと落ち着いたように見えます。このため、ＡＤＨＤには覚せい剤が特効薬だというあやまった評価が生まれたのです。

でも、この現象はそれほど不思議な話ではないんです。誰だって、眠いのに起きているとイライラします。はっきり目が覚めている方がすっきりします。だから、睡眠剤や安定剤を飲んでそれでも無理やり起きているとすれば、イライラするし、逆に起きていようとするなら覚せい剤を飲むと落ち着いて集中できるのです。つまり、この効果はＡＤＨＤに限ったことではないのです。しかし、覚せい剤を、ＡＤＨＤやうつ病などに治療としてどんどん使用すると、薬への依存ができて、大量に飲まないとますますキレやすくなり、という悪循環が起こります。その結果、犯罪に至ることもあります。薬は、原病よりずっと人をキレさせかねません。

抗精神病薬、とりわけ大量の薬は、どの薬でもかえってキレる状態を生み出すと考えてよいでしょう。

薬を使う弊害が注目されはじめて

もうおわかりでしょう。キレることを抑える薬なんてありません。キレることを抑えるのがいいか悪いかという本質論はさておいても、脳内の化学物質の全体的なバランスという点だけにしぼってみても、いまいろんな疑問が登場しています。

なかでも、医学界にいちばんショックを与えたのは、抗てんかん薬です。私のように薬ぎらいの医者もつい最近まで、てんかんに関してだけは、投薬の効果と安全性にほとんど疑問をもっていませんでした。薬はキレを防ぎ、寿命をのばすと信じて疑わなかったのです。しかし、抗てんかん剤が一般化して50年が経ち、薬の作用と副作用を全部あわせて検討してみると、薬がほんとうに生命を救う役割を果たしてきたのか疑問だという結果が出たのです。誤解をしないでください。もちろん個別には役に立った人もいるのです。しかし、それと同じくらい、逆にマイナスだった人もいる。したがって、非常に慎重に薬を使う場合は、やはり貴重な薬となるでしょう。しかし、今日の標準的な医学レベルでは、極端にいうと、人生の終わりになって振り返ってみると、統計的には薬を使ってよかった人と悪かった人とどちらが多いかまったくわからなくなってしまったのです。さらに当人だけでなく薬を飲んだ人の子や孫の代になるまで調べていけば、薬の有効性への信頼はますますあやしくなるかもしれません。

てんかんのように、多くの医者がわりと正しく薬を使っている場合でも、明確に有効という証拠を得られないのが現状です。これが、安易な投薬やまちがった投薬の多い病気になると、薬がいいわけがありません。残念ながら日本の精神医療は、誤診、誤投薬、過剰投薬が多いので有名です。全体でみれば、薬を使うことは精神障害者にとってはマイナスの部分のほうが大きく、プラスになることは少ないと断言してよいでしょう。

何度もくり返しますが、個々の状況では薬が非常に有効なこともあります。うまく使っているケースはたくさんあります。でも、全体的にいうなら、マイナスなのです。キレることは、生物の最も大切な機能の1つでした。現代でもこれを生活にうまく活用していけば、人間の幸せに役立つものです。それを一方的に、ただ悪として抑えこもうとした治療が、薬の誤用、乱用を生んでしまいました。もちろん、すべての投薬を否定するわけではありません。風邪の一部には、咳止めや熱さましが必要です。自然を失った人間は、ときには、キレを生かせず、キレることで大変な苦しさや過ちに直面することもあるでしょう。そんな場合には、慎重のうえに慎重に本当に薬が必要か吟味しましょう。そのうえで、万が一、どうしようもなくて薬を使う場合には、なるべく短期間、なるべく少量を使うように心がける必要があります。

迫られる医療の見直し

こういった薬への絶望は、医療の見直しを迫っています。そのなかで、医療界のなかからも少し違った方向がみえてきました。たとえば、てんかんでは、バイオフィードバックが再び注目を集めています。このバイオフィードバックは、ある意味で昔から「自然治癒力」といわれていたものにかなり似た考え方です。

てんかんの場合、実際の発作が起こる前や、あまり発作が起こらないときにも、てんかんを起こしそうな脳波が出現します。そこで、てんかんの人に自分の脳波をみてもらいながら、「あ、こういう波のときには直後に発作が起こりやすい」と自覚して発作を起こさないよう意識を集中してもらいます。この練習をくり返していると、そのうち自然に脳波をみていないときにも、無意識で発作を抑えることができるようになるというのです。意識の切り替えや緊張度の切り替えで発作を防げる。このようなことは、特定のてんかんにはずいぶん前から知られていました。民間医学や伝統的療法のなかにも存在したようです。この方法が安全か有効かまだわかりません。ほんとうは、人間には、あまり病気の抑制などといった考えにとらわれないでリラックスする時間があっていいし、むしろ必要でしょう。発作を起こしてもいい条件の安全な場所でなら、てんかん発作は起こって問題ないはずです。しかし、薬を使って抑えるくらいなら、昔からいわれる「人間のもつ自然治癒力」に近いものでコントロールするほうが、害が少なそうな気もします。

そういう話でいえば、ヨガや禅の修行をしている人など、瞑想中の自分の脳波を自分の意志であやつることができるそうです。バイオフィードバックは、そういうことと少し似たような発想なのかもしれません。

バイオフィードバックは、まだ確立されていませんし、ほかの障害では行われていません。あえていうと、これと似た考え方がもっとも系統的で体系化されているのは、臨床心理学です。今日の精神医学は薬剤療法に次いで、精神療法（心理療法）が重視されています。

一口に心理治療といっても、実にたくさんの考え方があります。しかし、その多くは、会話を通じてある種のバイオフィードバックを行おうとするものだといえるでしょう。脳波をみて気づくとか瞑想などのトレーニングによって身体で覚えるといった形で意識を切りかえる代わりに、言葉のやりとりを使ってどのように考えて行動したらいいのか意識し、意識したように行動することを通して解決方法を体得していこうというものです。

人気の心理的治療だけれど

今日心理療法は、とても人気があります。ただし、今日アメリカでは、ただ一つ科学的に有効な可能性があると認められている治療方法は認知行動療法だけです。これは、もともと認知療法と行動療法という2つの異なる方法が、少しずつ歩み寄ってでき上がった治療です。ただ、両療法のいずれも、1つの確固とした定義をもっていたわけではありません。さらにこれらを臨床現場のニーズから、都合よく簡易に結合させてしまいました。そのため一般の精神科では、あまり厳密な定義は関係なく、大雑把に次のような治療方法として、感覚的に理解されているのが実状です。要点を列記します。

●「どのような病気で」「どのような状態のため」「どのような理由でそうなっているの

か」、などといった問題を本質的に解決しようとするのではなく、現実に直面している問題の解決を重視する。
●そのために、正しく認知し、正しく行動できるように、話し合い、アドバイスする。
●ここでいう正しい認知とは、通常、状況を合理的に理解・把握し、なすべきことを合目的に判断することを意味する。また正しい行動とは、妥当で適切な行動をとることを、意味する。
●何よりも大切なのは、上記の行動を選ぶのが、結局病気の解決のためにも最善であるということを、本人に十分に納得してもらうことである。

以上が、要点です。

行動療法は、少し乱暴な表現になりますが、動物の飼育と同じ考え方だといえます。私たちは人であれ動物であれ相手がどのように考えているのかという本当のところは態度で示されない限り誰にもわかりません。最終的に、相手の行動から相手と通じているとか、相手はわかってないとか、拒否されているとか判断します。無言のうちに伝わる気持ちもあるのですが、これも相手の無言という動作とそのときの態度によってわかるのです。これを逆転すると、どう考えるかより、どう行動するかが、人間の相互関係や社会生活において一番大切だということになります。もちろん言葉も行動の1つです。そして、さらにこれを推し進めると、相手がきちんと行動できるように教えることが、精神の適切なありようをも教えることだということになります。つまり、ペットのしつけと同じです。ただ同じしつけといっても、ペットに愛情を注ぐやり方からビシバシ厳しくしつけるやり方まで、いろいろあるようにその考え方や方法は多様です。

人間を動物にたとえたことには、クレームが起こるかもしれません。しかし、医学とは、そのような見方に立つ学問です。人間を動物扱いすることは、ただ行動だけを正そうとするのですから、その人の本質を問題とせず、かえって人道的な考え方だともいえるのです。

一方、認知療法というと、なんとなく人間的な精神機能を優先するように聞こえます。しかし、認知とは何をさすのかというと、ここにも複雑な意見の対立があります。ただ、次のような点は共通しています。何より実用的な方法です。多くの人は、精神治療と聞くと人間の基本的なパーソナリティを改造するような印象をもっています。しかし、この点は行動療法と同じで、心理療法は、目的を達成するための手段に過ぎないと考えられます。人生の節目に生じる重要な心理的変化が生み出す実際的な問題を本人が取り組む課題として理解し、本人が解決したい方向に向かうためにふさわしい認知方法を選択していくというのが基本です。つまり、目的を明確にして、今現実に直面している具体的な課題を解決することを最優先する方法です。

自分の脳の情報処理操作に気づく――認知療法

さまざまな心理学の考え方を統合して認知療法を確立したのはアーロン・T・ベックです。彼は、認知には、自分自身に対する認知、未来（自分の将来）に対する認知、世界（自分の経験）に対する認知の3つの要素があるといいます。キレる場合、第一の要素は、「自分は何に対し、どのような人に、どのような理由で、どんな場合にどのようにしてキレているのか」といった今抱えている現状が鍵になるでしょう。第二に、このようにキレる自分を、これから造り上げていこうとする生活（仕事、学校、保育園、家庭など）のなかで、どう機能させていくのが望ましいかが大切な要素になります。第三に、過去にキレる自分をうまくコントロールできたのはどんなときで、どうしてそれが可能になったかを、自分をとりまく諸条件を含め整理していくことが大切な要素になります。

病に陥る場合、この3つの認知は否定的な方向に働きます。たとえばうつ病などでは今

と考えるという傾向があります。否定的な捉え方や、絶望的になると過去をすべて失敗したの自分に自信を失い、自分の将来に対して絶望的になると過去をすべて失敗したと考える

というようなかたちで、病気が病気を悪化させていく傾向があります。否定的な捉え方や考え方は、もともと備わっていたものではありません。病気のある時期からそういった考え方が強くなってくるのです。したがって、単に薬で病気を治すのではなく、こういった認知の仕方を、本来の肯定的な方向に変えていくことによって、病気への対応も変えていこうと考えます。キレる場合も、一度キレると、周りの目を気にしたり失敗を後悔したり、まだ相手を許せなかったりといったことが尾を引くようになりやがて自信をなくし、否定的な思考をとりがちです。

人間というのは、1つの出来事にたくさんの考え方ができるはずです。「この事態は本当はいいことかもしれない」「いいにちがいない」「ひょっとすると悪いかな」「悪いに違いない」など、いろんな幅のある多様な考え方があるはずなのに、一度否定的な考え方に陥ると、どんどんそちらの考え方を選ぶようになります。子どもの場合、キレることと怒られることを繰り返しているうちに、コンプレックスがふくらみ定着していきます。このようにある特定の考え方だけに陥りやすくなっている現状を自覚し、認知の三要素を自分の目的を実現するために、自由に本来の肯定によって使用できるように当人と治療者とで

考え合うのが治療です。そのとき、今目前にある問題の具体的な解決方法を、提示することが、治療者の役目になります。

とりわけ重視されるのは、本人が情報をある特定の傾向に加工しやすいような自分の脳の情報処理操作に気づくことです。香山さんの場合、キレることをカッコ悪いと考えます。これは感情的な情報処理に陥りやすい自分の傾向を、理性のルートでコントロールするような脳内ネットワークの造り変えを行うための提言とみることができるでしょう。大人の場合、患者は治療者との会話を通じて、情報を適切に処理していく考え方を学び、それによって自分の過去、現在、未来に対する予測を変えていく方法を身につけます。子どもの場合、大人のように抽象思考だけで、方法を学ぶことは難しいものです。そこで、現実を有利に処理できる行動パターンの学習を通じて、目的を達成する情報処理力をつけていくようにします。このために、行動療法的に仕込んでいく側面が強くなります。

ある意味の洗脳

キレと犯罪が結びつけられ、キレることの医学的研究が進むにつれ、キレを治療しようとするさまざまな試みが登場してきました。当然のことながらこれらの考え方は、キレることが悪いという前提に立っています。

しかし、これまでみてきたように、じつはキレることは善でも悪でもないのです。人間が本来いきものである以上、生きるためにキレるのは自然な姿です。だから、キレることを単純に善とか悪とかと決めつけて、それに対処しようとすると無理が生じます。本当は、キレることを私たちの生活のなかでどう生かしていくのかという発想にたつほうが、得策なのです。

心理学は、善か悪かという立場をとるわけではありません。今みてきたように、有利か不利かという立場をとります。まだ心理学は、薬のように直接身体に重大なダメージを与えることはありません。費用がかかる、手間ヒマがかかる、危なげな治療者にかかるとかえって間違いが起こる。そういったマイナス点は、努力や工夫でカバーできるでしょう。その意味では、有効性には多くの疑問があるとしても、もしうまくいくなら、理想の解決方法のようにみえます。

このためでしょう。今日カウンセリングブームが起きています。スクールカウンセリング、企業内のメンタルサービス、防災時の心のケアなど、要請は多岐に及んでいます。キレることに対する心理的アプローチも、多彩になってきました。

しかし、ここに最大の落とし穴があります。安全で有効なら、ともかくやってみればいい、と人々が考えはじめると、キレることを直すのがいいか悪いかなどというかったるい議論には誰も見向きもしなくなることです。薬を使うのには抵抗があるが、カウンセリングならいいだろう。こういった安直な考え方は、薬の問題によって、人々がキレることの意味についてせっかく考えはじめる機会を奪いかねません。

実は、心理学的治療というのは、言葉を用いて人間を支配するのですから、ある意味の洗脳なのです。洗脳の一番の問題は、自分たちのしていることを正当化するため、問題が何もないかのように人々全体を洗脳してしまうことなのです。

キレて暴れる子どもが増加している。少年犯罪が凶悪化している。このようなデータとは逆の事実無根の宣伝が、人々に疑いもなくスッと受け入れられる背景には、こういった洗脳の影響があります。人間が簡単に洗脳されないためには、どうしたらいいのか。この点は第4章で考えます。ここでは、話を精神障害に戻し、最近、この洗脳の波が、うつ病の世界にも及んでいる様子をみておきましょう。

子どものうつが増えたといわれる背景にも？

若者や子どもにまで抗うつ薬を使うようになったのは、子どものうつ病が増えたからだといわれます。これを裏づける最近の報告について、どのように考えればよいのでしょうか。

一般に、子どもでは、大人のうつのように長くうつうつとしている状態というのはあまりみかけません。死別反応も、そう長く続きません。このため、これまで、子どもにうつ病はないと考えられてきました。ところが、最近次のように考え方が変わったのです。子どもの場合、大人のような悲哀という感情が成熟しておらず、悲哀の前段階にあたる不安、怒り、落ち着きなくイライラした状態しか表現できないと考えます。そこでこれらの状態を、大人の悲哀と同じ抑うつ感情とみなすと、そんな子どもはたくさんいました。つまり子どものうつは、実数が増えたというより、うつの定義を変えたために、突然目の前に登場してきたのです。定義の変更は１９９０年代アメリカのＤＳＭなど世界的な診断基準で起こりました。

学校に行けなくて少し落ち込み、イライラして親にあたったりする子どもは、これまで不登校と呼ばれていたのですが、このところ、うつと診断されることになりました。

私はこの変更に疑問をもっています。最近よくうつ病が増えたから自殺が増えたと報道されるように、うつは自殺と関連深い病気です。自殺者の数からうつ病の数をみるという立場にたつと、大人の場合は、バブルの破綻後、うつが増えているのは事実でしょう。しかし日本の子どもの自殺者数は１９８０年代からほとんど変化していません。それどころか近年子どもの自殺率は、資料が残っているかぎり史上最低ラインに位置づけられます。もし定義が変わっていなければ、子どものうつ病は史上最低水準を維持していたことになります。

ところで大人でも、自殺率の増加度とうつ病の増加率は、まったく一致しません。じつは、子どものうつの定義だけでなく、大人のうつの定義も大幅に変更されたからです。「うつは心のかぜです」などというキャッチフレーズが流行するくらい何でもうつと診断するのが流行です。たぶんどこかで、「仮面うつ病」などという言葉を聞かれたことがあるでしょう。精神的な抑うつの症状がほとんどなくても、身体の調子がくずれ元気のなくなる状態に内科医が好んで使用する病名です。定義の拡大によって、これまでうつ病は難しいと考えていた内科医が、この病名を好んで使用するようになりました。

こんなふうにうつの定義が変わったことは、よかったのか？　これは疑問です。

もちろん、安易な診断にも長所がなかったわけではありません。これまで深刻な精神病として偏見をもたれていた状態が、風邪と同列におかれるようになったのです。〝うつは根性で直せ〟〝気のたるみはさぼりだ〟などという見方の多かった日本社会では、差別解消という点ではとても有意義でした。また、少し調子が悪いといった理由で、会社を休んだり、子どもに学校を休ませたりすることが罪悪視される働き蜂社会では、「早めの休息が一番大切」という常識を取り戻させる効果もありました。しかし、そういったプラスの面の裏では、人間の喜怒哀楽をすべて医学的な説明にゆだねていくという、はかりしれないマイナスの力が働いていきます。キレることを症状とみる見方もその1つです。実は、上述の死別反応の研究では、悲哀の先には、和解、許し、悟りといった穏やかな感情も想定されています。負の感情は、正の感情の再生を準備する、前段階とも考えられるのです。

さて、疑問はさておき、この子どものうつ状態に、セロトニンが関係しているという考え方は、うつとイラ立ちとキレるを一気に結びつけてくれます。大人の気分障害は、主として悲哀中心に、自殺のように自分に攻撃性を向ける。一方、子どもの気分障害や大人のそう状態は、イライラした気持ちを外部に攻撃的にぶつける。セロトニンは、これら否定的感情を抑制し、それによって衝動的な行動も同時に抑制するというわけです。しかし、このような考え方から、子どもにＳＳＲＩを多用したことから、先ほどの薬を使うとかえって悪化するという悲劇も起こってきたのです。

るとどう結びつくのかという点です。

医学界の「キレる」と日常の「キレる」をわけるもの

さて、この章の終わりにもう一度整理しておきたいことは、医学のキレるが日常のキレるとどう結びつくのかという点です。

一方で、病気というのは特別なこと、異常なこと。ふだんのキレると、精神医学のキレるでは質がまったくちがうという考え方がありました。他方、病気と健康は一連のもので、その間には程度の差はあっても、本質に明確な差はないという見方もあります。この2つの考え方の内、どちらが正しいのかという点は、医学的には決定できません。これを決定するのは、科学ではなく、社会と人間関係のありようなのです。

統合失調症は、近代になって日常生活に支障をきたすようになった病気です。なにが近代になって起こったのでしょう。先に認知症と統合失調症とを別の病気として紹介しましたが、1900年代のはじめまで同じような病気と思われていました。統合失調症が、つい最近まで「分裂病」と呼ばれてきたことは書きましたが、その前は「進行性痴ほう症」といわれていたのです。認知症と同じような状態が若いうちから進行し、青壮年期には活動すらできなくなる状態と考えられていたのです。「痴呆」という言葉は、知的障害にも認知症にも共通する知の後退を意味します。ここでいう痴と知とは、産業革命以後に労働能力として求められた知的能力を意味しているのは明らかです。

産業革命は、それまでの農業労働に代わって、機械を操作する労働を必要としました。人間に機械のような合理的知能を要求したのです。この社会要請が新しいストレスを生み、精神病をつくりだした最初の原因です。ある意味で産業革命は、社会にとっていい人、悪い人の定義をそれまでとまったくぬりかえたのです。

1800年くらいまでは、宗教裁判や魔女狩りにみられたように、領主やキリスト教にとって異端であったり有害な人が悪い人とされ、いい人悪い人の基準を造っていました。しかし産業革命以後、知能の差によって、社会に有用ないい人、無用な悪い人という見方に変わったのです。この見方を、国家ぐるみで推進した学校教育は、いい学校へ行くのがいい子、進学できないのは悪い子という見方をうえつけていきます。

こう書いても、若い人にはピンとこないかもしれません。少し余談になりますが、欧米では20世紀初頭まで日本でも1950年代まで、次のような親子のやりとりが、ごく当たり前のことでした。10歳くらいになった子どもが学校へ行こうとすると、「学校なんか行くムダな時間があるなら、家で仕事を手伝え」と両親が叱りつけるのです。まだ現役の東大教授にも、親が高校に行くことに強く反対し、人間は土の上で働く知恵を早く身につけないとダメだと怒られ続けた人が残っています。

さて、話を本筋に戻すと、産業革命の前後では、人間の評価基準は、まったく変わりました。しかし、いい人と悪い人、神に祝福された人と呪われた人という古い区別はまだ残っていました。精神障害者は、農業から工業へという社会変化によって、普通の人とまったく違う、悪と考えられるようになったのです。水滸伝の英雄が、ただのならず者に変わり、やがて病気へと変わる第一歩です。

磨き上げられた人間でないと通用しない社会で

農業社会から工業社会へ。この変動のなかで、農業であれば優秀な作業をしていた人が都市では下層民になっていきます。田舎での定住生活を奪われ、都会へ集まった人々がスラムを流れ歩くという姿が目立ちはじめ、貧困と流動が、さまざまな社会問題を引き起こします。パリでは、生まれる子どもの4人に3人は乳児院の前に捨てられたといいます。

一方産業革命に乗り遅れたヨーロッパのほかの地域では、社会が壊れていくことへの恐怖が人々を襲いました。時代がものすごく変わっていくことへの不安と不満は、ますます社会不安を増幅させます。

社会変化に伴う人間関係の変化から、精神医学は、社会からはみ出す人々を救うと共に、社会的犯罪を予防するという役割を与えられ、いろいろな病名を分類しはじめました。統合失調症も、てんかんも、知的障害も、気分障害も、近代の知の欠如、つまり機械労働になじまない状態として研究されていきました。

1900年頃、痴と知、つまり、合理的能力とそれによる社会的不適応に注目してきた精神医学は、知より情に目を向けるようになります。医学が新しい角度から精神的な不安に注目せざるをえなかったのは、事務職が中産階級を形成し、新しいタイプの不安がどんどん拡大しはじめたからです。これが心の病気の誕生につながりました。

内因性障害という考え方への疑問が生じ、神経症とかノイローゼと呼ばれる心因性の状態が注目され、心理学が生まれます。心を追跡しはじめると、大人時代よりも若者や子ども時代に関心が集まります。たとえば、先ほど、キレる代名詞と紹介した、それまで脳病とされていたヒステリーが、生育歴と深く結びついた心の状態と考え直されるようになります。突然人が変わったようになって、気を失う。あるいは、別の人間になったようにふるまいます。このヒステリーのキレ方は、外見上てんかんと似ているが、内面の変化はまったくちがうこともわかっています。今なら解離性障害と呼ばれるヒステリーをみていると内因、外因みたいなすっきりしたかたちで人間を分けることに疑いが生まれてきます。環境に影響されているようにみえるが外因はハッキリしないし、精神が内面から崩壊しつつあるという感じも受けない。ある特定の性格傾向を持つ人が、いろいろ独特な経験を積むことで、精神の形はさまざまなバリエーションを形成していく。

人間の精神は小さい頃から成長や発達に伴ってどう形成されていくのか、個性、人間性、人格への関心が高まります。

19世紀は、まだ工業も初歩的でした。力仕事や単純作業では大人の農民をそのまま都市労働者に変えても、何とかやっていけたのです。しかし、発展した重工業は、優れた技術者・知的な研究者・おとなしい事務職を必要とします。子どものときから、洗練した形で磨き上げられた人間でないと通用しなくなったのです。19世紀にナポレオンが造った国家の学校は、20世紀大衆の学校となり、子どもたちを競争に駆り立てはじめます。親から子へ、子から孫へと引き継がれてきた人間の教育は、世代的な引き継ぎが不能となったのです。これが進むにつれ保育や幼児教育の重要性が、少しずつ高まっていきます。

第3章　キレる子どもと発達障害

人間の精神をペット化しはじめた近代社会

　この章では、今日キレる子どもの代表とされるＡＤＨＤをはじめとする発達障害について紹介します。現在、診断名としてはＡＤ／ＨＤと書くのが正式ですが、本書ではＡＤＨＤと略して記します。まずは、どうして発達障害が注目されるのか、前章をおさらいする所からはじめます。

　子ども時代を自然界で過ごした大人には、ついていけない社会が到来しました。この社会が、少年犯罪を利用して、キレることを精神医学的な異常と結びつけたのです。

　子ども時代は、ヒョウの子もシカの子と同じで、襲う攻撃性より逃げる防衛性のほうを大切にしないと生きられません。雑食性になった人間の子どもの場合も、10歳前後までは、どう危険を察知し、いかに逃げるか、自分の身を守るスキルを学習するように生物学的に設計されています。文化が大きく変わっても、農業時代までは、まだこういった子どもの生き物としての基本的な学習環境が、とことん脅かされることはありませんでした。

しかし、農民を工員に変えるだけでは競争に勝てなくなった近代社会は、ついに子ども時代まで人工的な環境で管理しはじめます。ナポレオンの造った学校は、デュマやディケンズの時代、まだ一部の豊かな子どものものでしたが、先進国では20世紀に入るとすべての子どもを収容するようになります。農村という自然を奪われ、都市という人工環境におかれ、職もなく家もない親から捨てられた子どもたちは、盗みや暴力に走るようになりました。それほど、農村は疲弊し、人々は都市に流入するしかなくなってしまったからです。

反自然的動向に傷ついた子どもを守るために、教育は人道化し、少年事件には保護的対応が採用されるようになります。しかし、この保護は、やがて医学的支援に頼らざるをえなくなり、犯罪の動機としての攻撃性と、これを実行に移す安直な衝動性という両面の精神病理をクローズアップするよう変質しはじめたのです。第二次大戦後英米の精神医学は、この両面の病理を合わせもつ大人（反社会性障害）の過去を追跡し、少年期にある特色があることに注目していきます。そして、これに第1章で紹介した行為障害という診断名を与えたのです。日本でも1997年、神戸連続殺傷事件が起こると、15歳の少年の鑑定に行為障害という診断予測する記事が、マスコミをにぎわしました。

行為障害は、大きく2つのタイプに分類されます。多動性（不注意で、落ち着きのない行為）と、情緒障害（不安、抑うつなど）です。青少年の多動性が、非行や犯罪との関係で問題とされるようになったのは、1900年ごろのイギリスですが、これと似通った現象が、乳幼児期に発病するADHDに認められるという報告は、アメリカで1970年代から増加しはじめました。

1900年のイギリスは、大英帝国の最盛期を迎えていました。イギリスを追い上げる国はありましたが、それでも世界を支配し、国内では自然を庭園化するのに成功しはじめていました。庭園化は、野生の自然をガーデンにしただけではありません。家畜をペット化するように、人間の外見をこぎれいにし、人間の精神をペット化していきました。ペット化された動物にとって、征服された人工的な自然のなかには、もはや怖いものがありません。怖いのは、まだ野性味を残すノラ犬のようにペットを脅かす存在です。人間も、自然的な名残をとどめた人間だけを、怖がるようになっていきます。野性的な人間とは、植民地の未開民であり、国内では教育を受けない人々、田舎者、障害者と犯罪者だったのです。

1970年のアメリカも、長年の孤立主義を破って第二次世界大戦に参戦し一人勝ちしてから世界最強の帝国に登りつめていました。しかし、あまりにも豊かになりすぎて、人間の力を過大評価しすぎるようになっていました。生物は、その誕生以来、常に欠乏と戦って生きてきました。ヒョウも、シカも、あり余るほどのエサに恵まれて一生を終えるなんていう体験は、したことがありません。いや、仮にあったとしても、野生の知恵に従って、そのときそのときの必要量だけ食べ、あとはいざというときに備え、過剰に食べることはしませんでした。しかし、アメリカは過剰生産を続け、ついに、生物史上例をみない過剰による病気を作り出してしまいます。第二次大戦後、栄養失調、感染症、外傷など、人類の死因は、エネルギーや体力の不足によって起こる病気が主体でした。しかし、アメリカは、がん、心臓病、高血圧、糖尿病など、いずれも栄養のとり過ぎによる病気に悩むようになります。

大英帝国と大国アメリカの繁栄によって自然な生と死はみられなくなり、ゆりかごから墓場まで、自然の摂理を否定したような生と死が繰り広げられるようになりました。

発達障害を犯罪と結びつける大人たち

西洋に追いつけ追いこせとがんばった日本でも、2000年を過ぎたころから、「少年院に入所する子どもたちのタイプが変わってきた」「教育方法を検討し直さないと更生が計りにくくなった」という形で、多動などの発達障害の再評価が行われはじめました。戦後から一貫してきた貧困、家庭内の不幸、養育上の問題などを主因とする情緒型の犯罪から、なんだかよくわからないささいなできごとに反応してしまう単絡的な発達障害型の犯罪へ、少年非行が変化しはじめたというのです。2000年代、ADHD、アスペルガー、LDなど、発達障害による少年事件が次々とモーニングショーで取り上げられるようになります。

ADHDをはじめ、発達障害の子どもを追跡調査してみると、ADHDから行為障害へ、行為障害から反社会障害へと直線的に成長していく子どもは、予想されるよりはるかに少ないことがわかっています。また、特にこの直線的なコースを通って犯罪に至る人たちを詳しく調査すると、発達障害による直接的影響（つまり症状）による犯行はほとんど存在しないこともわかっています。この点は、先に紹介した統合失調症と犯罪の関係に非常によく似ています。障害そのものによる犯行は稀で、障害のためにさまざまな不当な扱いを受け続けたために、ついに問題を起こしてしまうというケースがほとんどなのです。

一方、行為障害のうち、情緒障害は、家庭崩壊や虐待などの環境要因や、第2章で示したような個人の精神病理と結びつきやすいと考えられています。子どもの気分障害については、すでに紹介しましたが、ほかのさまざまな大人の病理も、子ども時代に由来すると考えられはじめたのです。

いずれにしても、きちんとしたデータが整っているわけではありません。しかし、こんなふうに、犯罪と発達とキレが、なにやらキナ臭い関係にあるかのようにみられだすと、発達障害に対する誤解と偏見が強まります。まるで、犯罪予備軍のような扱いをされかねないADHDの場合、当事者や親たちを中心に、根拠のないレッテルをはがそうとする動きも起こってきます。そこでよく主張されるのが、発達障害個性説や天才説です。金浦さんは『LD・ADHDは病気なのか?』(講談社+α新書)のなかで、次のように書いています。

本の帯には、「『個性』としてとらえるべきことも、『LD』『ADHD』と診断されて、『脳の病気』とされてしまう」とあります。本文では「アメリカは天才も特殊教育する」と、アメリカの特殊教育を評価したうえで、「現在の診断査定を用いれば、発明王エジソンや天才物理学者アインシュタインなども、子どもの頃はＬＤと見なされていたであろう」とします。

天才か、犯罪予備軍か、それとも…。百家争鳴の感があり、そもそも発達障害とは、何なのか、わからなくなってきそうです。もちろん、本当の問題は、こういった論争と無関係のところにあります。イギリス、アメリカ、日本と、発達障害が急増していることを憂慮する国々を見れば、問題は明確です。キレるという子どもの自然な防衛反応を、短絡的に犯罪と結びつけて考えるようになった私たち大人とそのあまりにも自然の摂理を忘れてしまったものの見方こそが、最大の問題なのです。

社会問題にされた「ＡＤＨＤ」

発達障害がいまのような診断名で呼ばれるようになったのは、１９８０年代後半から１９９０年代前半のことです。それまでは医療機関ごとに、まったくバラバラに、いろいろな名前で診断されていました。研究者によっては、二百以上の呼び方を分類できるといいます。

発達障害のなかで、キレる行為との関係でいちばん最初に社会問題にされたのは「ＡＤＨＤ」

です。注意欠陥／多動性症候群と訳されますが、これはＤＳＭ（アメリカ精神医学会の診断基準）の診断名です。ＩＣＤ（ＷＨＯの診断基準）では、単にＨＤ（多動性障害：Hyperkinetc Disorder）と呼ばれます。ＡＤは、Attention Deficit の略で、注意力（集中力）が足りないという意味です。２つの診断に大きな差はありませんが、アメリカではなぜＡＤがついたかという話は、あとでします。

いずれの診断基準も、３つの大きな特色を診断の中心におきます。不注意・多動性（過活動）・衝動性です。

不注意としては、次のような項目があげられています。ケアレスミス（うっかりしたまちがい）が多い、持続して活動に集中できない、いわれたことを聞いていない、必要な指示に従えず中途半端に終わる、とりまとめることが下手、ものをなくしやすい、物忘れがひどい、気が散るなどです。多動性には、落ち着きなく手足をモゾモゾさせる、身体をくねくねさせる、じっと着席していられない、静かにすべきところで突飛な行動をとる、過剰に騒がしい、動きすぎるといったことがふくまれます。衝動性というのは、質問終了を待てずに答えを出す、行列を待ったり順番を待ったりできない、他人の会話や楽しみにわりこんでじゃまをする、ふつう遠慮すべきところを気にせずふるまうなどの行動です。以上は主としてICDの考え方です。

DSMでは、多動性の説明に「まるでエンジンで動かされるように行動する」などといった生々しい表現も使われています。しかし、少しちがうところはあっても大筋は同じです。これらの定義をみると、いかにもすぐキレそうというイメージが浮かんできます。とくに、衝動抑制の障害となると、医学的にはキレること、そのものズバリです。不注意は、ストレスをつのらせ、攻撃性を増す原因になるでしょう。多動は、イライラしたストレス反応の結果のようにも見えます。

「ADHD」子どもの心理と大人の逆ギレ

ただ、診断上の特色は、あくまで他人が観察した感じにすぎません。はたして、当人は、実際に攻撃的で衝動的にキレるという心理状態で行動しているのかというと疑問です。『ADHDとして生きる』(診断と治療社)のなかで、コピーライターであり子育て中の主婦である著者の石川真理子さんは、次のように書いています。

「私はじっとしていることができているつもりだったし、そんなに自分が動き回っていると感じられていなかった。けれどもよくよく想い出してみれば、そういえば母はしょっちゅう、『ちょっとはじっとしていなさい！』と強い調子で言っていた。誤解のないようにあえて付け加えておくと、母は最初から怒鳴るような調子でそう言っていたのではない。何度、注意しても数秒後には私がまた激しく動き始めてしまうので、とうとう堪忍袋の緒が切れてしまうのだ」

注目したいのは、最初にキレるのは、ＡＤＨＤの子どもではなく、その親だという指摘です。親だけではありません。この本では、中学生のころ、教員の誤解に冷静に対応している石川さんに、教員のほうがキレて暴力をふるってしまう話も登場します。ＡＤＨＤの場合、当人がキレる前に、まず、周囲の大人がキレるのです。そしてその原因は、親でも教員でも同じです。大人の願うしつけからはみ出す子を、なんとか大人の思うように行動させようという熱意がなかなか伝わらないと、自分が無視されたり否定されているような気がします。いつの間にか熱意が怒りにかわり、怒りが攻撃的なしつけとなって衝動的に子どもに向かうことになるのです。つまり、キレやすい子がいるのではなく、キレると感じやすい大人が先にいるのです。

こういった大人の逆ギレは、ＡＤＨＤの場合、乳児期から積み重なっていく傾向があります。第１章で紹介したベン・ポリスも、次のように書いています。

「ＡＤＨＤのこどもの親はよく、なぜ自分たちのこどもがそんなにも怒りっぽかったり、暴力的だったりするのかって聞いてくる。これはＡＤＨＤの症状だって考えるかもしれない。でもこれはほんとじゃない。ぼくは重度のＡＤＨＤだ。とてもよく怒ったり、暴力的だったりする。でも大きくなって、怒ったり、暴力的になったり、罪もない人や両親を殴りつけたりする理由なんて何もないことがわかった。じゃあなぜＡＤＨＤのこどもたちはそんなに怒りっぽくて、暴力的なのかって思うかもしれない。それはＡＤＨＤの症状なのではなくて、ＡＤＨＤの結果なのだ。なぜこどもがそんなに怒ったり、腹を立てて暴力的になっているのか理解するためには、こどもの世界を理解しなければならない。ＡＤＨＤでない人たちはＡＤＨＤになったらどんな感じなのか、本当には理解していない。だからどう扱ったらいいか、そしてどうコントロールしたらいいかわかっていない。

（中略）ＡＤＨＤはしばしば、集中力が阻害される病気だと言われていて、行儀が悪かったり、ただ悪い子だったりすると思われている。これはＡＤＨＤのことを理解していない人がそう信じているだけだし、マスメディアも結果的にそれを助長している。ＡＤＨＤのこどもたちは、突拍子もない行動や社会的な振舞いのせいで、ただの悪い子というレッテルを貼られていることが多い。でもＡＤＨＤはこれよりももっと奥が深い。ぼくが言おうとしていることを理解するには、普通のものの見方ではなく、あなたのこどものの目線に立って考えなきゃならない」

小さい頃、それも歩きはじめの1歳頃から、ＡＤＨＤの子どもはチョコチョコとどこにでも出かけるので、親は心配し、あわて、追っかけまわし、やがて疲れはじめます。疲れるのは、実際に追いかけることより、こんなに落ち着かないのは何かが悪いにちがいないと考えることに対してかもしれません。あとはベンさんが1章に書いたような行動が続くのですから、安全のため、しつけのため、親はいつでもしかる立場に追いやられます。保母さんや先生たちもまったく同じ問題にぶつかります。だんだん、悪い子だ、どうしようもない子だという誤解が高まっていくと、子どもの行動がすべて否定的にみえるようになります。

10歳になると消失する多動性

このような否定的な大人たちに対し、ベン・ポリスのように、力で対抗して、そのあと傷つく子もいれば、石川真理子さんのように自信をなくして身を引いていくタイプもあります。キレる大人たちへの対応の仕方は、ひょっとするとＡＤＨＤの子どもの数だけあるといっても過言ではありません。

この対応の差については、今は個性の差とされますが、この点はあとで考えていきましょう。ただ、いずれの場合も、多動という行為は、ほとんど例外なく、10歳くらいでまったく消失します。観察者と当事者では、捉え方に大きな差があるとき、キレることや多動なことは初めて問題になってくるのです。大人と子どもの関係のあり方が、衝動性を左右するのです。この点をおさえたうえで、話を症状にもどします。10歳といえば、ちょうど生物としての逃避反応学習が終わる年齢です。その年齢になると多動は自然になくなるのです。

ADHDは、衝動性が症状の1つなのだから、それだけでキレて当たり前と考えるのは、医学的定義どおりには、そのとおりかもしれません。さらに、1カ所にじっとしていられなくて、次から次へと居場所を変える多動と重なると、キレまくる感じはより強まります。

しかし、小さいうちは、だれだって行動の変化に持続性や一貫性がなく、衝動的に、パッパッと興味を変え、行動も変わるのが当たり前です。ちょっとした刺激でめまぐるしく、注意の対象が変わるのです。大人がこうしてほしいということは全然しないで、予想外のほかのことばかりするのも赤ちゃんの特権です。ちょっと前まで、これくらいのことは、誰も問題としませんでした。

ここで思い出してください。第2章で説明したように、生物は小さいうちは、生命を守るため、常に1つのことに集中しすぎないで、ちょっとしたことで興味を次々と変えることが必要なのです。集中力のないことや多動なこと、さらに衝動的なことこそ、発達し成長するために必然なのです。このことを知っていた昔の人は、日本をはじめ東アジアでは、「7歳までは神の内」としました。七五三でお宮参りする間は、子どもはまだ人間界のルールを破っても当然の神様からの授かりものだとして、しつけを行わないのが伝統でした。

しかし、戦後、欧米流の育児が流行すると、しつけのために大人が多動を止めることが当たり前になってきました。種をまいて神に実りをゆだねるモンスーン気候下の農業文明と異なり、牧畜文化の西洋では家畜をしつけるように子どもをきびしく制限して育てます。あまり行動を制限されると、子どもの反抗もエスカレートしはじめます。ところが第1章でみたように、家畜を育てた経験のない日本の親は、子どもの反抗に敏感です。こうして多動性イコール、キレやすい子という見方が、奇妙な形で定着するようになったのです。

それでも親子の間では、何年かたつとお互いの行動様式がだんだんわかるようになり、多動や反抗の問題は自然と解決していく場合がほとんどです。もともと、多動性は10歳になると消失することは上述のとおりです。しかし、園や学校のような集団は、近代社会が造った洗脳機関です。3～4歳から管理的で厳しいしつけを、多動傾向のある子に押しつけて問題をこじらせます。自然味豊かな子どもは、人工的なルールを一律一斉にしつけられると混乱するのです。興味がちょこちょこ変動し、次から次へと動きたくなるのが、幼い哺乳類の正しい学習パターンです。必要なルールは、まわりの大人がうまく本人にわかるように、自然な学習パターンにそって与えてくれれば問題は起こりません。しかし、興味がほかにいっているときに、強引にルールを押しつけられると、本人は混乱して反抗します。その反抗を「またこんなことをして！」とさらにおさえつけられでもしようものなら、子どももイラだってキレることになります。このキレと大人の逆ギレの悪循環によって、ＡＤＨＤは、キレる子の代表として浮かびあがってきたのです。日本ではたまたまＡＤＨＤの登場と、学級崩壊なんていう現象がほぼ同時期に起こったので、一時期ＡＤＨＤの子が崩壊の原因といういい方までされてしまったほどです。

教育が多動をつくる

今の教育には、子どもの興味を引きだして自然ルールに沿って集中させることより、静かにじっとしていてくれればいいといった風潮があります。多動な子だけでなく、興味が豊かすぎたり、1つのことに熱中する傾向が強い子など、マイペースな子は問題児として、抑制される傾向があります。

こう書くと、それは一昔前の教育で、最近はずっと個性を重視した自由な環境が整ってきているという反論があるかもしれません。確かに日本でもこの10年くらい、少人数学級で個性を生かそうとする教育が広がってきました。教育はより自由度を増し、昔のような一律一斉は減ってきているというのが通常の認識でしょう。しかし、この自由そうで個性を活かせそうな少人数というのも、実はくせものなのです。

昔、1クラス50人学級のときには、集団からはみ出す子は今よりいっぱいいました。その分、子どもにとっては先生の注意が行き届かないので、大人の管理から解放されて自由でいられる場所がたくさんあったんです。また、先生もあまり1人ひとりの細かいところまで、教育の手をとどかせる余裕がないので、「これぐらいのことはいいわ」というおおまかなところがありました。これが、大人が頭に描いた、絵に描いた餅のような自由で個性的な子ども像とは違う、自然界がもつ、ちょうどいいかげんな自由や個性を子どもに保障していたのです。だから、多動が自然消失する10歳ぐらいまで、ADHDの子が飛び出してもまわりからスポイルされずに過ごせていたのです。成績が悪いこともいまほど問題にされなかったので、ずいぶん気楽でした。

しかし、少人数学級になると、「手厚い教育」という美名のもとに、あらゆる面で子どもをルールに従わせようとする非自然的な管理的傾向が、広がりはじめます。これは、多動な子どもにとって、悲劇でした。

日本に多動という考え方が導入された1960年代後半、主として小児科医は「MBD=微細脳障害」と呼んでいました。この「MBD」が、〝キレる〟の火つけ役になったことは、第1章で紹介しました。多動を、だれがいつから問題にしだしたかについては、学者のあいだでさまざまな議論があります。1800年代半ば、ドイツの小児科医ホフマンが子どものために書いた本に、1人の落ち着きのない子どもが登場します。これが、多動を論理的な悪と見はじめた最初だとされています。

社会的に、多動が問題になってきたのは、上述のように1900年頃のイギリスでのことです。当時、ロンドンには、近隣の貧しい国々から人々が都市部に流入してきていました。その貧困層のなかに、学校教育の場に参加できない落ち着きのない子たちが多いという報告が注目を集めたのです。産業革命以後、多くの植民地を支配し豊かになったイギリスでは、社会が少しずつ落ち着くと、安定した上品な中産階級が生まれはじめます。その層の子どもたちが上品な学校でジェントルマンになることを求められるのと裏腹に、住む家もない無産階級市民では、義務教育からはみ出す子が注目されだしたのです。いまのストリートチルドレンのはしりで、ディケンズの小説には、この対比がよく登場します。

このころパリでは、乳児の4人に3人が乳児院に捨てられていたと聞きます。余談ですが、乳児院では死亡率があまりに高かったので、乳児の育て方が研究され出し、小児科学が誕生しました。このように、最初は教育の世界が、やがて医学の世界が矢つぎばやに落ち着きのない子どもたちに興味をしめすようになります。

「MBD」—脳の傷か？　機能不全か？

小児科学は、貧困や栄養障害のため多発していた脳炎や脳症と子どもたちに落ち着きのない状態との関係に注目し、とくに、1920年代にヨーロッパでエコノモ脳炎が流行すると、かなり多くの人々が、第2章で紹介したような脳の損傷による行動の変化をしめすことになります。

脳炎後、体が麻痺するとか言葉がしゃべれなくなるといった大きな後遺症が残る子どものことは、それ以前からよく知られていました。しかし、なんとなく落ち着きのなさだけを残す子どもも、いるとわかります。そこで、詳しくみていくと、これまでは見過ごされていた、運動がちょっと不器用になっていたり、言葉も多少苦手になっていたりする子どもに、落ち着きがなくなっていることが多いとわかったのです。そこで、脳炎にかかったことのない子どもの落ち着きのなさも、小さいころの脳の傷のせいではないかという考え方が生まれてきます。生まれつき落ち着きのなさと、脳性まひといわれている子どもたちの示す運動のぎこちなさに似た非常に軽い不器用さを示す例を、微細脳損傷（ＭＢＤ）と呼ぼうということになりました。脳全体が、ほとんど目立たないほどわずかに傷ついていると考えたのです。充分な確証は得られなかったのですが、この説は、比較的かんたんに受け入れられ、定着するようになっていきます。

一方、学校の成績が悪い子のなかには、全般的には優れているのに文字だけが書けないとか、読むことだけが下手とか、算数だけができないといった一部分だけが特に下手な風変わりな子どもたちがいるということも少しずつ知られてきます。それまで、勉強ができる子は知能が高く、勉強ができない子は知能が低いという見方が支配的だったため、勉強ができないことは「精神薄弱」や「知恵おくれ」（今日の「知的障害」）と単純化して考えられていました。実際、１９６０年代までの小児科医は、ＭＢＤや自閉症といった考え方を知らず、少しでも学校に適応しない子がいると、すべてを軽度知的障害とかボーダーラインの子どもとひっくるめて呼んでいました。ところが、字だけが書けないといったある特定の分野が苦手な子どもたちは、ほかの分野の勉強は非常によくできるんです。このことから、勉強に関しても、脳が全般に機能障害を起こすと知的な障害に発展するが、脳のごく一部分に微細な変化が起こると、勉強の一部だけが苦手な子になるのではないかという考え方が起こります。読字障害、算数障害などといったのが、その代表です。これらは、まとめて特殊学習障害と呼ばれるようになります。今日のＬＤ（学習障害）のひながたです。

当時、これらは、脳炎など脳の傷と無関係なので、脳の傷によって起こるのではなく、脳機能の不全と考えられました。そこでこれを微細脳機能不全（ＭＢＤ）と呼ぶ人もいました。同じＭＢＤですが、損傷のＤはDamage、機能不全のＤはDysfunctionを意味します。特殊教育の現場で、両者の混同や混乱が起こりはじめます。落ち着きのない子のなかに、ほかのことはいいのだけれど、ちょっと体育が不器用だったり、あるいは抽象的な勉強ができなかったりする子どもがいます。損傷か機能不全かは別にして、脳に小さな問題があると、子どもの学習や落ち着きに影響するのだという考え方で、医学と教育は一致したのです。

このようにして、いつのまにかMBDとLDが結びつけられ、それらは「脳性まひ」と「知的障害」のごく軽い状態と位置づけられていきます。やがてこれらすべてをまとめて、発達障害と呼ぶようになりました。

さて、脳に小さな傷があると考えられていたMBDでしたが、残念ながら当時の医学はついにその傷を発見できませんでした。もともとあいまいな推測のうえに成立した診断でしたし、MBDと呼ばれた子どもがキレる原因は、大人の脳障害と同じように説明できなかったのです。脳損傷という言葉は差別的だと、感じる親たちの要望も、強いものでした。そこで、MBDのDを損傷のDから機能不全のDに置き換え、ひっくるめて「微細脳機能不全」といい換えよう。そうすれば、これらの矛盾をのりきれるだろうというかなり安直な妥協案が、登場してしまいます。

大混乱のあとに

ちょうどこういった議論が活発だった1960年代、日本では、わたしの小児神経学の恩師だった鈴木正樹さんが、MBDの第一人者として研究をはじめています。余談になりますが、この鈴木正樹さん、実はご自身も細かい運動が苦手で、酔うととりわけそれが目立ちました。そのせいか、若い医者たちとの飲み会の席では、「ぼくが小さい頃にぼくのような医者がいたらMBDと診断されて脳障害を疑われたり薬を飲まされたり、今後やってくるような特別な教育の場におかれることになって、どんな将来をたどったかわからないね」とよく冗談をいっておられました。ただ、気のやさしい方で、ずばぬけてキレる（頭のいい）名医でしたが、犯罪的なキレるイメージとは程遠い人でした。

さて、鈴木さんのような研究者の登場は、西洋医学が直面した新たな課題と密接にからんでいました。MBDが脳細胞の問題ではなくて、脳機能の問題だということになると、では、機能とはなにかという問題が出てきます。一見無縁にみえる話になりますが、脳死判定で、大きな議論を呼んでいる点と共通する問題です。脳死を人の死と定義した初期には、脳死は脳細胞が死ぬことだとされていたのですが、最近では、細胞は生きていても、その機能が停止していればいいじゃないかという意見が優勢です。こうなると、脳細胞が再生し、機能停止から再生へと向かう望みのある人を殺すということになります。これでは、脳死の判断基準1つによって、いくらでも死者を造れることになりかねません。脳死というと自分とは無関係な遠い話と思うでしょうが、細胞の死と機能の死は、実は、第4章でみるようにとても身近な問題になりつつあるのです。ＭＢＤの場合も、あいまいな妥協案ではとてものりきれない議論が生じ大混乱が起こりました。

もともと、寄せ集めの無理の多い概念でした。微細な脳機能不全というのは、非常に小さな脳の特定の部分の働き方の不全なのか、それとも、軽い脳炎のような脳全体の非常に軽い機能不全なのか、つまり、第1章で紹介した脳の局所説か全体説か、どちらなのかがはっきりしない。そんな風に議論がいきづまるなかで、いままでとまったく異なる考え方が求められるようになったのです。ついに１９８０年代、ＭＢＤは解体し、いろいろな診断名に変わりはじめます。

１９９０年代のアメリカとイギリスで

まず、イギリスでは、ＭＢＤのうち、落ち着きがない行動だけに注目し、１９７０年代から80年代、ＨＤ＝多動児と原因にはこだわらずに呼ぶ診断が登場します。一方アメリカでは、多動の原因は、注意力や集中力が足りないため、すぐに気が散ってしまう結果ではないかという説に基づいて、注意欠陥障害＝ＡＤＤという診断もでてきます。余談ですが、最近話題になる〝かたづけられない女たち〟には、このＡＤＤと結びつく人が少なくないようです。注意力が散漫で、ものごとの優先順位を決めることや、できごとを序列化したり構造化していくこと、さらに整理・整頓ができないなどが特徴とされます。さらにこのＡＤＤとＨＤは、子どものころには合併していることが多いという見方が支配的になって、ついにＡＤＨＤという診断が生まれたのです。

このほか、二百以上の病名への分解と再統合をくり返しつつ、１９９０年代ＭＢＤの主要部分はＡＤＨＤにバトンタッチされました。

とはいえ、この診断は１９９０年頃、イギリスでは発現率が、０・１パーセント以下と考えられていたのに、アメリカでは3～4パーセントに達しており、１９８０年代の混乱が、どれほど大きかったかをよく示す数字の差です。しかし、この混乱には、医学研究をめぐる曖昧さ以上に、ドロドロした薬の問題が深くかかわっていたのです。実は、この混乱期、第2章でも紹介した伝達物質によって脳機能を説明しようとする試みがＡＤＨＤでも行われていました。

覚せい剤の効果、そして「リタリン」

1940年代、たまたま落ち着きのない行動に、アンフェタミンという覚せい剤を使用してみたところ劇的効果がみられたのがきっかけです。アンフェタミンを使うと急に落ち着きが出て、成績が上がる。実はそれまでは、落ち着きがないのは情緒が安定していないからだという考えから、MBDに精神安定剤などを使う医師はいました。しかし、多くの場合使うとかえって悪くなります。ところが、一般に安定とは逆方向の作用をもつと考えられている覚せい剤だとよくなる。一見矛盾するようにみえたこの奇妙な薬の作用に魅せられて、覚せい剤を子どもに連用する人体実験まがいの治療が行われました。

アンフェタミンは、最初の間は効果が目立ったのですが、数カ月使用するうちに重大な弊害だけを残すようになります。しかも、使用をやめてからも、症状が改善しなかったり、かえって恐ろしい精神症状があらわれたりすることも知られはじめます。一時的な効果の後、覚せい剤そのものの副作用（中毒）だけでなく、薬への依存、離脱症状など特有の病的症状が悲劇的にあらわれたのです。このためイギリスでは、1990年近くまですべての覚せい剤は使用が禁止されました。

ところがアメリカでは、その後、覚せい効果があまり強くない覚せい剤として、メチエルフェニデート、つまり「リタリン」(今のコンサータ)が開発され事態が一変します。

神経伝達物質が機能不全の原因だという考えが広がり、リタリンは比較的安全だという宣伝がいきとどくと、アメリカでは薬使用が常識化しました。その結果、皮肉な現象が起こります。2005年ごろにはADHDの子どもは、なんと全児童の8パーセントという数字が発表されるほど増加したのです。特効薬が出ると病気が増えるというのは、よくみられる現象です。

実は、イギリスでも1990年以降、リタリンが使用されるようになると、ADHDの発現率は急上昇してアメリカにかなり接近します。

実は、私も鈴木さんの指導で「リタリン」という薬を日本では最初に使いだした医者の1人だったのですが、使い出してすぐに薬の危険に気づくできごとに出会います。

リタリンを使った最初の4人の子どもたちの親御さんからは、とても感謝されました。それで得意になっていたところに5人目の子のお母さんから「たしかにこの子の行動は落ち着いたんですけど、なにか不気味な落ち着き方でいやな感じがします。先生、この薬はなんですか?」とたずねられたのです。そこで、実はこの薬は覚せい剤の一種だと説明すると、そのお母さんから「ああ、ヒロポンですね。わたしの兄がヒロポン中毒でした。その兄の目つきと、この子はそっくりです。だから、この子には薬は使いません」と怒られました。そのときに、私は初めて「あ、そうだったのか」と薬の正体に気がついたのです。ヒロポンといってもピンとこない読者も多いでしょう。しかし、戦前は、ドイツで最初の覚せい剤が開発された直後、日本も独自に製造に成功します。しかし、軍が飛行機を操縦するパイロットにのみ使用を許可し、あとは厳しく管理していたので、巷に出まわることはありませんでした。しかし、敗戦によって一気に闇市にヒロポンが流出すると、日本中に悲惨な覚せい剤汚染が広がり、多くの死者も出したのです。以後35年間、リタリンは子どもが落ち着きがないことによって家族の生活が成り立たないほど困った状況にある一時期にかぎっては使うけれども、それ以外では使わないことにしています。その結果、ＡＤＨＤと診断された子どもの2パーセントくらいにしか、リタリンを使用していませんが、それでだいたいうまくいくのです。

日本でリタリンが子どもに処方されだした当時、小児科では、子どもの脳に作用する薬はたいへん慎重に投与されていました。日本では、主として抗うつ剤としてのみ使用許可されていた薬でしたから、リタリンはＡＤＨＤの治療薬としてそれほど認知されていなかったという事情もあります。ところが、少しずつ使い慣れていくと、私のように使用をやめていく医者は少なく、多くの医師たちは最初に身構えていたほどこわい薬ではないと感じはじめ、一般にどんどん使われるようになります。

その結果、マスコミで大々的に報道されたように、ついには、抗うつ剤としても問題が起こり、2007年以後、ナルコレプシーという大人の特定の疾患以外に使用禁止という事態になりました。それまで子どもの使用量はうなぎ上りに拡大していました。

この40年のあいだ、裏ではさまざまな危険が噂されていたのです。しかし、安易な使用によって〝比較的安心な薬〟というイメージが浸透したのです。

アメリカでは、日本より早く、10年ほど前からリタリンの危険性が報告されるようになっていました。なかには、リタリンの臨床的に確認された副作用だけでなく、リタリンを安易に使うことによって、少年犯罪、非行が増加している可能性があるという警告まで出されています。覚せい剤乱用の温床になっているとの指摘、リタリンによる突然死などが報告されるにおよんで、一時期アメリカにもあった〝安全な薬信仰〟は消失しました。

第2章でも述べたように、覚せい剤は多くの伝達物質を変動させますが、特に統合失調症で問題となるカテコールアミンをかく乱します。攻撃性を生み出す防衛反応では、冷静に集中力を増し、意識を高く保ち、一瞬の変化に対応してすばやく動きまわる必要がありますが、覚せい剤はこの機能を強くします。したがって、ADHDの人はもちろん、多くの人の集中力を維持し、作業効率を高めます。安定剤のように眠気を誘う落ち着きとは逆の、キリッとした落ち着きとでもいえる状態があるのです。しかし、生物の攻撃性というのは、1日に数回からせいぜい数十回、それも1回が数分程度発揮すれば十分なように造られています。その状態を薬で長時間ずっと保とうとすることには生物学的に大きな無理があります。このようなめちゃくちゃな無理を与える薬ですから、飲んでいても、また逆に薬を中断しても、そこには危険が待っているのです。

臨床家は、そんな常識的なことを無視した投薬を数十年も続けてしまいました。しかしその間に、研究者は、神経伝達物質を原因とする説を早々と否定しました。2000年代、新たに脚光を浴びたのが障害個性説です。

2000年代、障害個性説の登場

障害個性説というのは、元をたどると1900年代初頭、北欧ではじまった障害者自立運動から生まれました。身体が不自由だろうと、脳に病気があろうと、障害そのものも人間に与えられた個性の1つと考えます。この主張は、あらゆる人間はどんな病であっても平等だとする反差別の思想を、わかりやすく伝えるキャッチコピーだったのです。ですから、障害者の運動では、「ホーキングも車椅子だ」といった形で障害個性説を強調することはありません。エリートをもち出すことが、すでに差別的な発想だからです。しかし、発達障害で用いられるようになった障害個性説は、少し違っていました。脳に障害がなく、発達がアンバランスなだけで、年をとればやがて普通にできるようになるのだから、個性の1つと考えようというものです。だから、この章のはじめにみたように、エジソンもアインシュタインも、発達障害だという主張になります。

実は、この考え方を主張しはじめたのは、発達障害のなかでも、自閉症やアスペルガー障害の家族や専門家でした。「自閉症の子どもは、知的障害のある子とは違い、天才のような側面がある。しかし、ちょっと風変わりなところがあるので、そういった能力をうまく人前で発揮できない状況におかれているために、自信をなくし、自分の殻に閉じこもり、社会性を失っている」というものです。自閉症を障害という差別から解き放つような考え方なのですが、そのことによって知的障害者をより強く差別しています。本来なら、ここで次のような問いかけを深く吟味していきたいところです。障害が個性なら、すべての個性は、障害なのでしょうか？　しかし、今は差別問題には立ち入らず、障害個性説について、話を先に進めましょう。

自閉症という考え方を最初に導入したのはアメリカのカナーさんで、第二次世界大戦中のことでした。１９４２年、彼は、自閉症は1万人に3人にぐらいに起こる、脳にはなんの異常も見出せない情緒障害で、「極端な孤立」と「同一性保持への執拗な要求」を二大特徴とすると発表しました。孤立というのは、言葉をコミュニケーションの目的として使用せず、人間関係を避けるように1人の世界に閉じこもる傾向です。この傾向は出生当初から、視線が合わない、呼びかけに応えない、あやしても反応しないといったかたちで現われ、生涯続くとされます。親の多くは、幼いうちは手のかからないいい子と感じるのですが、やがて何かおかしいと感じはじめます。言葉をなかなかしゃべらない。しゃべっても人の言葉をオウム返しするだけ。勝手言語を1人でくり返す。機械的なものには異常に興味を示すが、人間には関心をもたない。これらが孤立、あるいは自閉です。同一性保持というのは、同じ動作をくり返したり、いつも同じものに興味をもったり、新しい環境をいやがって抵抗したりといったことを意味します。

こういう状態は、それまで〝子どもの統合失調症〟と考えられていましたが、カナーさんは情緒障害（心理的な病気）だと主張したのです。彼の情緒障害説は、１９５０年代、「愛情の薄いクールな親によるスキンシップの欠如が自閉症を造る」という俗説によって歪められ、マスコミを通じて流布されました。このため、静かな部屋に母子2人で閉じこもり、1日中おんぶをしていれば自閉症は治るという極端な心理学説まで発表されました。ちょうど第二次世界大戦後、戦争で親を失った子どもたちが大きな社会的問題となり、家族の絆とふれ合いが、世界中で再認識され重視された時代でした。

自閉的？　それともADHD？

1970年代になると、情緒障害説は批判にさらされ、認知機能の障害で脳障害によるのだろうという仮説が有力になります。

一方、1943年、ドイツではカナーさんとほとんど同時期に、アスペルガーさんが、幼児期の成長のパターンとして自閉的な傾向を示す子どもが多いということをいい出します。カナーさんとアスペルガーさんはお互いをまったく知らず、無関係に、しかし、偶然にも同じ頃、「自閉」という言葉を発見したのです。ただ、2人の考え方は対照的でした。精神科医ではなく小児科医だったアスペルガーさんは、自閉的傾向を病気というより性格や個性の「発達段階の傾向」と考えました。このためアスペルガー症候群には、カナー型の自閉症と異なり、どこにでもいるような子どもが含まれることになります。

このように出発点でアメリカとヨーロッパは別々の道を歩み、それぞれに独自の研究を進めることになります。自閉においても、多動においても、歴史的な差はいまでも影響を残し、混乱の原因となっています。同じ1人の子をイギリス的医師は次に紹介するアスペルガーと診断し、アメリカ的な医師はＡＤＨＤと診断する傾向があるのです。

日本では、アメリカとヨーロッパの両方の考え方がほぼ同時に入ってきたため、医師間で理解が混乱したままの状況が長く続きました。実際問題として、自閉と多動を合併する子は少なくありません。このため、医師によって診断が変わることが当たり前になりました。

実は、石川真理子さんについても、医師の田角さんは「アスペルガー障害の特徴とＡＤＨＤの特徴の両方をもっている」と書いています。このような場合、アメリカで学んだ医師はＡＤＨＤと診断します。リタリンを使うためには、そのほうが好都合だからです。一方、イギリスで学んだ医師は、多動性を伴う自閉症として、自閉症診断を優先します。ただイギリスでも、１９９０年代になって、ＡＤＨＤにリタリンを使用することが許可されると事情が一変したのは紹介したとおりです。薬を求める家族がいっせいにＡＤＨＤという診断を求めるようになったのです。

このような混乱のなか、１９８０年代、イギリスのウィングさんが、カナーの自閉症とアスペルガーの自閉傾向を、すべて一連の子どもの発達障害としてまとめ、「自閉症スペクトラム」と呼ぶ見方を発表します。ウィングさんは、カナーさんの示した2つの主要症状を、次の3つの視点から見直せば、より多くの子どもたちにより有効なサービスを提供できると主張しました。それらは、社会性・コミュニケーション・想像力の3つの分野です。この3分野すべてに何らかの障害があれば、それらは自閉症と連続性のある状態と考えよう。こうして、１９８０年代前半、自閉症スペクトラムという、自閉症とアスペルガー症候群の両方をつなぐ大きなグループ診断名が誕生しました。１９９０年代、アメリカでもこれが認められ、広汎性発達障害＝ＰＤＤという名前で両方がまとめられるようになります。

社会性・コミュニケーション・想像力に障害？

アメリカが変化した背景には、心の理論という考え方があります。

心の理論は、「自閉症の特色は、心を読むこと（マインドリーディング）が下手なところにある」と考えたのです。今日流にいうと、悪意のないKYです。ここでいうKYというのは、ある意味で想像力の欠如といっていいでしょう。はっきりした形で表に現われた決まりやルールは、人並み優れてよく理解しているのに、暗黙の了解や表面化しない微妙な心の動きなど裏に隠された心配りを、想像力（イメージの世界）で理解できない。これがカナーさんのいった2つの特色の原因だとしたのです。

社会性の障害とは、対人関係がどこかぎこちないとか、同年齢集団にうまく適応しきれないとか、人間関係に情緒的な相互交流が欠けているといったようなことを指します。程度が軽ければ、一風変わった人、ちょっと面白い人、とっつきにくい人ですが、極端な場合、カナーさんのいう完全な孤立状態になります。コミュニケーション障害とは、言葉が話せない、言葉の遣い方がおかしい、会話が続けられないといった言語の問題がある場合から、言葉に問題はないが、意思の伝え方や表現の仕方に柔軟性やスムーズさがない場合までさまざまです。想像力の障害は、独特な行動の異常として観察されるもので、1つの考え方や興味にだけこだわったり、決まったやり方をがんこに変えないでくり返したり、全体性よりものや機械の部分に関心を示したりといった形で現われます。

しかも、この3つは、たがいに関連しているところがあります。ちょっと職人さん風の人を想像してみてください。がんこでこだわりが強く、KYで、口下手、人中でうまく立ち回れないことが少なくありません。カタブツの昔タイプの銀行員や書記官なども、職人気質とはちょっと違った3つの基準を満たすかもしれません。頭が固く、融通が利かず、無駄口をたたかず、冗談を理解しないうえ、仕事以外の人づき合いを避ける場合です。考えるとまだまだありそうです。孤高の天才物理学者や人里離れた山奥で修業する僧侶なども、3つの基準を満たしそうです。実際、子どもがアスペルガーだといわれて、本を買って読んでみたら、それは自分のことだったとか、自分のつれ合いそっくりだという笑い話は少なくありません。こうなると、いったいどこからが障害でどこからが普通というのかどこで線をひくかは大問題で、人々の考え方や時代の流れによってものすごく変動することになります。実際、1万人に3人だった自閉症は、PDDと呼ばれるようになった今日、百人に数人というところまできています。

一体、職人気質とPDDは、本質的にちがうのでしょうか。それとも単なる程度の差なのでしょうか。この問いに答えることなく自閉症スペクトラムという考え方は、自閉症の人からそうでない人まで差はあっても、誰にでも連続して続いていると考えられる一連の行動傾向を自閉性としてしまったのです。

自閉症の子がキレるとき?

さて、障害が個性なら、自閉症の子がキレることと普通の子がキレることとはどう結びつくのでしょう。もともと自閉という言葉は、人との対立を避ける、こもっている感じを与えるので、キレるという概念があまり結びつかないようにみえます。しかし、少しでも抵抗すると、普段のおとなしさとの落差が大きいので、まわりは異常と感じ、パニックなどと呼ぶことになります。最初にカナーさんがいい出した自閉症の原型は統合失調症にありこのため、あとから情緒障害と名前を変えてみても、当然病気でキレる、と考えられます。

余談ですが、パニックという医学用語は、2種類あります。一般的には極限の恐怖や不安に対して、全身が反応することをパニック発作(不安恐怖発作)と呼び、パニック障害の人に使用されます。突然、不安で不安で心臓はドキドキ、全身冷や汗、めまいがして立っていられず、呼吸もできない感じがして、死ぬのではないかとさえ思う。そんなふうに主に自律神経症状を中心に多彩な病状を示す不安の発作です。カテコールアミンが過剰に分泌される状態で、正に逃避反応の極限状況です。一方、自閉症などにみられるパニックは、内臓感覚を中心とする身体症状ではなく、むしろ叫びや乱暴といった、いらだち、怒りの表現を含む行動上の発作です。

自閉的な子は、ふだんどれだけかまっても表面上は反応が少なく、いやがっても口や態度に出せません。このため大人はついつい繊細な内面の感情を、見落とし、ついには、この子は鈍感で何もあまりわかっていないんだと考えてしまう傾向があります。しかし、それは大きなまちがいでした。

自閉症とされた人が、自分のことを公にした文章で、日本で出版されたのは、ドナ・ウィリアムズさんの本が最初でしょう。1992年、当時、自閉症の学習プログラムを作ろうとして、教育学を学んでいた29歳のドナさんの『自閉症だったわたしへ』です。

彼女は、子ども時代流行していた、自閉症が認知障害だという説にまっこうから反対し、次のように書いています。

「自閉症の子供は、視覚、聴覚、言語について、時に本当に認知障害があるかのようなふるまいをするが、それは外から入ってくる情報の多さに―主に、自分に向けられた人の感情の強さに―対応することができなくて、激しいストレスのために自分をシャットアウトしてしまうからなのである。それは、ショック状態に似ている。おそらく、脳が感情面での極端な過敏症に陥ると、なんとかその状態を脱しようとして、逆の作用のあるホルモンや化学物質を分泌してしまい、それが一時的な認知障害を引き起こすのではないだろうか」

この本は出版当初、多くの医師からは受け入れられませんでした。自閉的な人がこんな文章を書けるわけがない。診断がまちがっていたのではないか。そんな偏見が専門家の間には根づいていたからです。

最近になってわかってきたことですが、まったく言葉さえわからないと思っていた子に、ある特別な方法で文字を書くように教えたり、コンピュータを扱うように働きかけると、実は何でもものすごくよくわかっているということが判明してきました。会話ではどう表現していいかわからなかったから、まわりからは反応を示さないようにみえていただけだったのです。その人たちが突然語りはじめる内容は、ドナさんの主張にとてもよく似ているのです。

発表当時、専門家が眉つばと考えたドナさんの見方は、いまではかなり多くの人に受け入れられるようになりました。

SF的な解説になりますが……

ドナさんの考え方すべてが正しいかどうかは、疑問です。しかし、彼女の考え方を受け入れやすくなったもう1つの背景としては、脳と精神に対する医学界の大きな考え方の変化があります。この変化が、障害を個性とする考え方を強く後押ししています。ここから少し長いSF的な解説をしますが、しばらく眉につばしてつき合ってください。

人間の脳の大部分、おそらく90パーセント以上は、誰でもほかの哺乳類と五十歩百歩の似た働きをします。哺乳類が体験してきた何億年という長い進化の歴史のなかで、脳のどの部分がどういう役割をするかということが、きちっと決まってきたのです。ところが、ほんの数十万年前に生じた精神機能は、まだ脳をどう使うかという点で、一定の法則が決まっていないようです。後で、読字障害の脳の使用法のところで触れますが、文字より古い言葉が音声です。人間は外部からの音を耳で聞くと、神経を介して、脳の表面の左側の一部分を中心に、その音声を受け情報処理を行います。でも、人間のからだは左右対称にできています。音は左右両耳で聞くわけですから、本来なら、両方の脳の同じ場所が音を受けて処理するのが自然です。なぜなら、右手を動かすときというのは、脳の左側の右手を動かす部分から命令が出ます。左手を動かすときというのは、脳の右側の左手を動かす部分から命令が出ます。目の場合は、右側の景色は右側の光を受けとる脳の左の部分、左側の景色は左側の光を受けとる脳の右の部分が使われています。こんなふうに、一般に運動や感覚の情報は、たいてい両方の脳が操作しています。ところが言葉に関しては、なぜか左側だけ使います。では、左しか反応しないとしたら、脳の右側にある音声を処理するはずの部分はどうなっているのでしょう?

以下は私の独断的推測です。人間は単純な光や音に対する反応は、ほかの哺乳類と同じ脳の場所を同じやり方で長年利用してきました。しかし音をほかの動物のように警戒信号としてキャッチする時代から、言葉として聞くようになると聞くことの意味が違ってきます。脳内で考えたことを言葉に置き換え、コミュニケーションに声を使うようになった人類は、外からの言葉や音のほとんどを主に左側の脳の部分で受けとるようになったのではないでしょうか。そしてたぶん、あとで説明するように右側は脳内で考え出される言葉を聞く(つまり思考する)ために利用するようになったのではないでしょうか。外の音と内の音の混乱を防ぐために、右と左を分けたのではないでしょうか。

もちろん仮説は、たくさんあります。両方の脳で同じ音を受けとって処理するより、1つの脳でまとめて聞くほうがすばやく判断できるという理由だったかもしれません。ともかく人間は、外と内の両方の言葉を使い分けて聞くようになりました。証拠もないのになぜこんな推測をするかというと、ある年齢までは両方の脳を同じように使えるということがわかっているからです。10歳くらいまでの子どもだと、言葉を処理する左側の脳が交通事故などで破壊されても、また右側を使ってちゃんと言葉を使用できるようになります。ところが、それより上の年齢になるとこの代用ができなくなるのです。理解はともかく、両方の脳の部分が使用可能なのになぜか片方だけで処理しようとする理由は、人間が複雑に言葉を使い分けることと関係しているとしておいてください。

左右の働きを区分することで、動物のように音を聞いたらパッと反応するという、安全防衛の側面よりも、その音が意味している内容をじっくり考えるといった機能の方が発達します。

これが〝知的な活動〟、つまり精神機能を大きく発展させたと、一部の学者も考えています。言葉を使ってものごとを考えるようになると、人間はだんだん言葉をすべての活動の中心に置くようになっていきます。

研究者によっては、この右側で聞く自分の考えこそ幻聴の正体だと考えます。一方、この幻聴を、人類は長年神の声として誰でもリアルに聞いてきたが、近代になって文字文化が会話より重視されはじめると、右脳の使い方が変わりはじめたという人もいます。両説を合わせると、第2章で紹介した統合失調症が、19世紀になって、突然、病気として登場した理由もわかるような気がします。

言葉だけが左右の機能を分けて使用しているとはかぎりません。左利きと右利きでは、脳の活動性に差があるともいわれます。さきほど、視覚は左右を使うと書きましたが、目で捉える情報も、人によって脳を使っている場所が違うんじゃないかということも言われだしています。最近の研究では、同じものをみても、みているもののどの部分をどう記憶するのか、その結果、どんな印象と結びつけて長期の記憶に残していくのかといった点が、自閉症の人では、一般と少し違うということもいわれだしています。そして、この違いは、脳の働いている部分の差によって生じてくることもわかってきました。つまり、すべての精神障害は、ちょっとした脳の使用方法の個性差ではないかとさえ、いえるようになってきたのです。

新しい脳の使い方

人間のコミュニケーションは、言葉と表情理解を中心としてひろがってきました。これは、人間だけに独自の脳の使い方の進化を起こしたのです。それはたかだか数十万年くらいの短期間で起こったことです。このため哺乳類が何億年かけてつくってきた固定化した脳の部分と違い、まだまだこの脳には、ルールが定まっていません。言葉を中心とした新しい脳の部分は、その使い方が今のところまだ定まっていないし、今も、どんどん変化し続けていると考えられるのです。

言葉を中心とした文化とひとくちにいっても、文字文化に限ればたった何千年の歴史しかありません。読字や書字に対して、脳のどこをどう使うかという正しい法則がまだ定まっているわけがないのです。どういった使い方が人類にとって正しいのかというようなことは、進化上まだ白紙でしょう。今後、コンピュータなんかをもっと使い出せば、脳の使用方法はますます変わっていくでしょう。つまり、人間の精神機能に正常と異常の区別など、今のところまったく定まっていないのです。これが、障害個性説の成立する基盤です。

激しい変化のなかで、昔型の脳の使い方をしていると、生きていくのに不利になることがあるかもしれません。これまで進化というのは人間と自然の関係で行われてきました。ダーウィンがいったように、自然淘汰が生物を支配してきました。つまり、生物というのは、自然界の変化にあわせて、自然淘汰され、何万とおりもの生き方を生み出してきましたが、自然の変化のなかで生き残れるものが生き残ってきました。ところがいまや、人間のうちでお金持ちになれたり、有名になったり、子孫を残すのに有利な条件をつくっていける人というのは、どんどん変化する人間がつくり出した環境に、うまく適応するような遺伝傾向をもっている人だといってもいいでしょう。今の人間だけは、自然界の変化に生き残るよりも、人間同士の間だけで通用する狭いルールのなかで生き残る方が大切なのです。精神や言語が生み出す環境による淘汰、社会淘汰の時代がきたのです。

さて、SF的な話は、ここで一度中止します。

子どものサインが受け止められない時代

社会淘汰と障害個性説から、発達障害と呼ばれる子どもたちがなぜキレるのかということを考え直してみましょう。ADHDの場合、生物として自然な多動になるという脳の使い方は、不自然な社会環境が「子どもも集中しなきゃいけない」と求めるときに規制を受けます。アスペルガーの子にとってみても、同じでした。ズケズケと自分の要請を無視して強制する大人に、ノーを表現すると怒られます。自分の脳の使い方は否定され、突然不可解な力が加えられ、怒られるときにパニックになる。

どちらも人間に与えられた多様な脳のあり方を、画一的なルールに従わせようとする矯正が、原因です。それでもまだ農業など自然のルールが支配している間はなんとかなりました。しかし、あまりに機械的な人為化したルールの場合、当人が何を望まれているのかがはっきりしないまま、どんどん自然から逸脱した方向に人間関係そのものまで変わってしまう。どう対処していいかわからなくなって、自分らしくやらせてよと主張しても、言葉がうまく通じない。この状態を大人はキレるというふうに見てしまうのです。

PDD、ADHD以上に急増しているのが、LD。学習障害といわれる障害です。一般には、勉強のできない子のことだと理解されていますが、医学的にはまったくの別物で、もともとは、読字障害とか算数障害とか、もっと細かい個別の名で呼ばれていました。ちょっとアスペルガーと似てくるのですが、特殊な学習に対する脳の使い方は、結構人によってちがうようです。たとえば、読字障害では、ほかの人たちが一般的に脳の特定の1カ所を使って行っている読み取りを、2カ所で行ったり、別の部位の脳を使って行っているとする報告もあります。このため、情報処理に時間がかかるとか、独自の理解をするといった一般とのズレが起こるとされます。より複雑に考え、より高度な解釈を求めてしまうために具体的作業がうまくいかないということかもしれません。最近では、ちがう仮説も出ていますが理由はともかく、最終結果だけみると、手間ひまをかける人は成績が悪くなります。

極端なたとえになりますが、左利きの人が、右利きの道具を使って右利きのやり方でやらなければだめといわれたら成績が下がるでしょう。それと同じように脳の構造の多様性によって、平均的な人の学習とは異なる学習様式をもつために苦労している人々を、医学は学習障害と呼んだのです。それが、教育学者の手によって、だんだん勉強ができない子全般に使用されはじめます。「脳の機能の障害」から「勉強ができないことすべて」まで、そのすべてを含むのか、一部だけにするのか。教育界の都合で議論が混乱してしまったのが、いまの学習障害です。不思議なことに、医学の世界でいう学習障害、心理学の世界でいう学習障害、教育界の学習障害は、定義がぜんぜんちがうのですが、同じ場で同じように論議されています。

こんな風に多くの子どもたちが、人間としてごく自然なサインをいろんな形で出しているのに、自然ルールを忘れた大人には受け止めてもらえない時代になりました。こういったくり返しが反省されることなく続いているので、いきちがいがどんどん広がり、発達障害がますます増加します。アメリカやドイツでは、３人に１人が、この可能性も疑われています。こういった状況のなかで、発達障害の子はキレやすいという偏見が生まれ、最後には発達障害に特有の犯罪なんていい方まで登場するようになったのです。

ＬＤ（学習障害）―否定される自分を防御するために

少し細かくなりますが、20世紀前後産業革命の要請を受け、知能テストが人間の労働力の評価のために使われるようになりました。農業労働者が工業的な労働者になるには機械的合理思考をもつ必要があったからです。農業労働者っていうのは、けっこう勘で動くところがあります。山の色づきとか小川の温度とかをからだで感じて、「そろそろ種をまこうか」「刈入れようか」など、自然を中心に労働と生活の方向を決めるんです。職人の時代には、工業でもこのやり方は共通していました。たとえば、鍛冶屋さんは火の色を目でみて鉄を打つときを判断していました。

でも、近代の工業労働はそれでは困ります。工場では温度計で打つ時間を判断します。感覚ではなく、機械の指示によって作業するのが近代の工業労働なんです。１つひとつの製品をみてどっちが優れているかというと、ほんとうは熟練した職人さんの色判断のほうが、温度計よりいいかもしれません。でも、画一的なものをたくさんつくるには、温度計のほうがうまくいくのです。大量生産時代になると、職人さんみたいな感覚はだめ、温度計を読めない人はだめというふうになってしまいました。このため、子どものうちから合理的に機械のように考えるくせを学ばせようとして、学校が生まれました。この一貫した教育によって、人間の文化的感覚までが少しずつ機械のような合理性に置き換えられていったのです。

人間をつくり変えたのが、学校教育です。農民や職人の感覚的判断を忘れさせ、子どものうちから体質改善をすることで、国民全体を工業労働者に改造するのです。これが富国強兵制です。子どもを一斉に生まれ育った自然から切り離す近代公教育の創始者はナポレオンでした。これ以後、勘の強い自然的才能をもつ子は、だんだん学校で苦労するようになります。義務教育の要求が高度化するにつれ、学習障害はどんどん増加します。もちろん、脳の構造だけでなくほかにもいろんな理由で勉強がきらいになる子もたくさんでてきます。そこで、ほんらい自然に対してもっていた人間の自然な感覚に代わる、機械に適応しやすい能力やその感覚を計る道具として、知能テストが開発されました。これによって計られるのが知能指数（ＩＱ）です。

心理学者の篠原睦治さんがよく例に出されたIQテストの本質に関する話を紹介します。初期のIQテストに「氷がとけて□□になります」という問題の□□のなかに入る言葉を答えるというのがありました。「水」と答えれば正解だけど、「春」と答えれば×です。IQテストで計るのは、自然的知恵をのりこえる合理性、合目的性、処理速度です。これらは大量生産の機械工業が必要とするもので、IQが高いか低いかを決めるだけでなく、それで人間の価値まで決めるようなところがあります。教育もその尺度で人間を評価しようとしたために、起こってきたのが学習障害です。

学習障害の場合、キレるという話は、病気として説明されることはありません。しかし、成績が悪いという理由で、自分のもっている自然な感覚を、やはりいわれなく否定されることは、ADHD・アスペルガーと同じです。否定される自分を防衛しなければならないから、攻撃性が生まれ、キレてしまうのです。

第4章　民間で行われているさまざまな対処方法

人間が人間を恐れ、敵視する時代に

　生物学的には、軽くキレることも犯罪も、人間の攻撃性と衝動性の産物で、不安や不満と相対するときに生じます。不安の場合は、敵からとことん逃げきれれば、キレる必要はなくなります。ところが、進化とともに、敵の見えない不安が私たちを襲いはじめます。雑食獣となった人間は、捕えることと逃げること、つまり、不満と不安の調節に大きな混乱をもちはじめ、ささいなことから引くに引けない、避ければいいのに逃げるに逃げられない、複雑な状況に直面するようになりました。

　やがて、文明の進歩とともに天敵がいなくなった人間は、人間だけが怖い敵だと感じはじめます。もともと、人間は、弱い草食動物だったので、群れを造り集団で生命を守りあう生き方を選びました。その仲間同士が互いに恐れ合い敵対し合うとなると、生物としての混乱が起こります。敵がいないのにキレたり、味方に対してキレたり、敵をすりかえてキレるといった、奇妙な行動が生まれます。

敵がいないのにキレるのは、生物としての合理性を欠き、無駄なエネルギーを使います。敵を間違えて攻撃すれば、生物としての合目的性に反し、自分への危険を増やすことになるでしょう。

文明の進歩と精神の発達によって、人間は、とんでもない混乱に直面したのです。生物でありながら、生物としての合理性や合目的性を失い、自然を拒否しはじめると、混乱は、敵・味方の混乱にとどまらなくなります。自然性を否定した文明は、さまざまな方面で、人間の自然的能力を文化のなかに活かすことができなくなるばかりか、むしろ人間性までどんどん否定するようになります。それがどれほど奇妙で不気味なものか、具体的には次章で嗅覚の問題として説明します。

そんななかで私たちは、この30年間キレることそのものを「悪」だとする一面的な見方にどんどんはまってしまっていました。キレる↓犯罪↓予防↓早期発見治療という、風が吹けば桶屋がもうかるような一連の図式が独り歩きし、冷静に全体像を読み取ることができなくなっています。その行きつく先に、攻撃性と衝動性をやわらげる精神医学治療を、あたかもキレの切り札のように仕立て上げてしまう悲劇が、待ち受けていたのです。今、私たちが緊急に必要としているのは、もう一度人間のもつ自然的能力をうまく活用していけるような社会を、見出していくことです。その本質は生物としての人間にかかわることですから、キレることに対して、当然医学や生物学にも正しい解決の処方が求められることになります。しかし、この人類の一大事に対して、医学は大きな間違いを犯してしまったのです。

生物として誤った行動を解決するには、キレるべき敵を見極める技術を高めたり、キレなくていい問題にはキレないでいられるような学習やトレーニングを行ったりといった、生の技術の向上が必要です。もはや、人間が人間を恐れ敵視するところまで時代は進んできているのですから、今一番必要なのは、「キレるという人間の最も根源的な能力を、現代の生活の中で、どう活かしていくのが一番いいのか」を見極めることです。そのためには、衝動性や攻撃性を「悪」とするだけでなく、むしろ人間に必要な素質として正当な位置にもどしていく必要があります。

ところが、キレると犯罪が直結して考えられてしまうと、キレることを敵視する短絡的な考え方だけが独り歩きしはじめました。医学までが生物としての人間を冷静にみることができなくなり、キレることを封じ込める方法だけを探し求めるようになってしまったのです。

実感を狂わせ麻痺させる専門性

最新の医学は、技術の進歩によって人間の脳や身体に対する莫大な知識を手に入れました。堪忍袋に対する研究も、ずいぶん細かいところまでわかってきています。しかし、知識や技術は、細かく専門化すればするほど、進歩している一部分にだけ気を取られ、全体的なものの見方をできなくさせる傾向があります。

約10年前、私もまだ大学に勤めていた頃の、ある会合での話です。精神機能の動物実験で高名な医師が精神科の教授になられたので、「久々の臨床ですね」と声をかけたら、「長年人間と接してこなかったので疲れます」と、ジョークで返されました。彼の実力はよく知りませんが、「ひょっとすると本気かな」と勘繰ったのは事実です。

多くの人たちは、こういったかたよった〝専門家〟への警戒心を強くもっています。また、多発する医療事故などもあって、昔の人のように単純に「お医者様」を信じて自分の身を任せるようなことはなくなってきました。しかし、このような医療不信も、わが身のこととなると、わりとまっとうに発揮されるのですが、社会一般のことや他人事となるとまったく違ってきます。ある意味で、「何事も医者に聞かないとわからない」ということで、自分の責任を回避する社会風潮がとても強まってきているのが、現代社会です。「早期発見・早期治療が大切」「ちゃんと医者の忠告を聞いておけばいいのに」「これ以上無理をさせていいかどうかは医者に聞いてから」といった具合に、医師の判断を極めて高く評価してしまうのです。

もし医学が、誰にとってもわかりやすいものであるなら、問題はなかったでしょう。しかし、今日の医療はあまりにも複雑になって、医者でも自分の専門分野のこと以外は、あまりよく理解できなくなっています。この本では、キレることに対する私の医療的な考え方を紹介してきましたが、同じ精神科医でさえ、このような考え方をもたない人もいるでしょう。

こういった不確かで不透明な知識に、人間の問題の解決をゆだねようとするのは、とても恐ろしいことです。第2章でキレることと脳の機能について紹介したとき、脳死について触れました。脳死臓器移植という治療は、どう美化しても、どこかで、患者に他人の死を期待させる治療です。しかし、「他人の死の上に成立する自分の生命」という倫理的問題が表面に出ると、「生きるに値する生命と生きていてもしょうがない生命」という、ナチスドイツ流の差別思想がよみがえります。これを回避するために、「脳死は死だ」と決める必要があったのです。つまり、「人間をその人の社会的機能によって生きているとか死んでいると決めるのではない」といいのがれるため、ちょっとしたすり替えを行ったのです。脳の細胞のレベルでの機能の変化を、「細胞そのものの死と同じだ」と、たくみにいい換えてしまったのです。

こういい換えると、価値観を含まない何やら科学的に中立な死の判断のように、みえます。私たちのみえないところで、私たちのわからない知識で、専門家という偉そうな人によって判断されるから、生かすとか殺すとかいう生々しさが私たちには伝わりにくいのです。少し飛躍したたとえをすれば、多くの人は刃物で人を刺して殺すのは生々しすぎて残虐でできないけれど、それと知らなければ原爆のスイッチを押すことには何の抵抗も感じないのと似ています。科学的専門性というのは、遠くクールなところが強い分、十分なイマジネーションを働かせないと、私たちの実感を狂わせ麻痺させてしまいます。

キレる子、手のかかる子を一般の子と区別した特別支援教育

キレることは、犯罪と結びつけられて大きな誤解を受けました。そのうえ、人類を全体的にみることができなくなった医療から、とんでもない密室の処方を、受けるようになってしまったのです。

医療への依存による弊害が最も目立つのが、保育や教育の世界です。

2006年、発達障害者支援法という法律が施行され、特別支援教育という新しい制度がスタートしました。

障害をもつ子は一般の子どもに比べ、各々固有の特別なニーズをもっている。これまで発達障害に分類されなかった程度の軽度発達障害にも、個別に手厚い指導を加えて支援してあげる必要がある。そういった考え方に従って、これまでの特殊教育や障害児教育と呼ばれてきたものを、特別支援教育といい換えたのです。

このいい換えによって、それまで2%以内の子どもを教育してきた障害児教育は、一挙に8%の子どもを相手にすることになりました。その最大の対象にされたのが、集団のなかの手のかかる子です。いっせいの指導では勉強がついていけない子。大勢のなかでは孤立したり、自信をなくしたりする子。いろいろな意味で手のかかる子は大勢いますが、問

題はなんといっても、キレる子です。彼らは医学的診断を親や当人が必要と感じる前に、ＡＤＨＤとか、アスペルガー症候群とか、学習障害（ＬＤ）などといったレッテルを、まず教育界のニーズによって与えられ、一般の子とは区別されることになります。この区別は、教育方針、教育条件といったソフト面にはじまり、直接的な教育方法や教育内容にかかわるハード面の細部にも及びます。

これは表面的にみると、医療―教育―福祉が、一体になって、学校で困難を抱える子どもに、支援を与える朗報とうつります。実際、教室で浮いて、指導からはみ出して困っている子どもやその家族が、大助かりしている例も少なくありません。しかし、個別の例外を別にすれば、子ども総体にとって、「専門家による密室での子どもの分断」という、脳死問題にみられるような、深刻な影を落とす問題なのです。

日本に取り入れられた教育方法としては、アメリカの「ＩＥＰ」が有名です。インディビジュアル・エデュケーション・プログラム（個別学習計画）の略で、もともとは、移民の子どもなど、教育を受けられなかった子どもへの対策として登場しました。人間は１人ひとり状態や環境によって学び方がちがうから、各々の個性や特性に合わせた教育方法を工夫しプログラムを開発していこうというのが、ＩＥＰです。

一口に「ＩＥＰ」といっても、アメリカのように特別な学習の場（特別支援学校や学級）を設けたほうがいいという考え方（特殊教育）と、分けないですべての子１人ひとりを大事に通常学級でやっていくのがいいという考え方（共生共学）を両極に、さまざまな方法が試みられています。中間には、北欧のように、どの子でも、自分の立てたプログラムに沿って自由にみんなで学ぶ時間と、１人で学ぶ時間を選び分ける方式もあります。

もっとも、ＩＥＰは、多くの国では、特別な子の教育の問題というより、一般教育の問題と考えられているのに対し、日本では法の制定後、アメリカのように医療判定をもとに教育方法を決める、特殊化の方向性を強めています。

日本では、昔は多人数学級での集団教育が重視されましたが、いまでは、少人数学級での個性尊重が中心になってきました。この変化は時代の要請、特に社会がどんな人材を要請しているのかという点と深く関係しています。人間関係を重視するのか、個人個人の能力を重視するのか。学力が大切か、ゆとりが大切か。国際性が大切か、伝統文化が大切か。こういった多様な価値のあいだで、教育方針や教育の場は、揺れ動いています。

私はこれら以上に、「キレることを大切に育てる教育がいいのか、キレることを敵視して抑える教育がいいのか」ということは、日本の教育の根本に深くかかわる問題だと考えます。

大げさだと思われるかもしれません。しかし、今は子どもの6%とされている発達障害は、欧米の一部では30%近くに上ることは紹介したとおりです。今後、この数はますます増えるでしょう。できないことやキレることを、個人の資質の問題に閉じ込めて解決していこうとするのか、それとも、人間に共通する大切な要素として、みんなで共有していこうとするのか。このことは、日本の未来に大きくかかわってきます。

キレやすい子に有効な教育方法って?

教育方針によって、教育方法や内容もちがってきます。

キレることに対して、もし共通する教育方法があるとすれば、それは皮肉なことにたった一点、まったく対立する指導方法がたくさん混在している点です。テレビを用いるのがいいという説と、テレビを使うから悪くなるので与えてはいけないという説。ゲームやパソコンを、キレないために教育に使おうという説と使うと悪くなるという説。子どもの好きなブロックなど単純なおもちゃを用いて組み立てていくことをすすめる教育方法と、細かい単純作業よりダイナミックな展開を導入すべきだとする教育方法。これらの対立は一見、教育方法上の議論にみえます。

しかし、実のところ、対立は指導する人の体質や趣味の問題にすぎない、といった方がいいでしょう。これまでみてきたように堪忍袋の緒のキレ方は実に多様なのですから、ひとつが正しいなどということはあり得ないのです。先生がパソコンが好きだと、ＰＣを利用してクラスが楽しくなるのに対し、ＰＣぎらいの先生だったら、逆効果なことが多くて当然です。

キレることへの対処方法だけに絞ってみても、アメリカの心理学者トーマス・アームストロング（Thomas Armstrong）は、数百の方法があるといいます。彼は『ＡＤＨＤの神話』（The Myth of the A.D.D. Child: 50 Ways Improve your Child's Behavior attn Span w/o Drugs Labels or Coercion）という本（邦訳はまだ出版されていませんが、『ＡＤＨＤの診断と治療に異議あり』の著者である錐沢光氏が私訳された好著の表題です）のなかで、子どもを薬漬けにしない比較的安全な方法を、50に絞って選んで紹介しています。その一部を参考に、あとで私も民間療法を4つに分類して紹介します。

このように対立の多いなかで、どんな場でも使えそうな方法もあることはあります。たとえば、視聴覚教育の工夫です。キレやすい子たちのなかには、聴覚より視覚を使った方が理解しやすい子もいます。そこで、口でいってきかせるだけでなく、なるべく文字や図やジェスチャーなどを用いて、目でみてわかる指導方法を導入しようという考え方です。集中力のない子の注意を教育者に向けさせるために、聴覚と視覚をうまく組み合わせるだけでなく、「授業の間のとり方」や「子どもの関心を引きつけてあきさせない方法」などもいろいろ工夫されています。

いろいろな課題とぶつかったときに、それを解決する方法をたくさん示して、そのなかで当人がやりやすい方法を選んで解決していってもらうというのも、皆に有効でしょう。たとえば、計算の苦手な子は、暗算をさせず、電卓を利用させるといったやり方です。

こういった皆が同意する方法は、発達障害の子どもだけに有効なのではなく、他の大部分の子にとってもいい方法です。誰にとっても、つまらない講義より面白いお話の方が、攻撃性や衝動性をうまくコントロールしながら参加するのに有効です。

教育現場の実状をみると

特別支援教育のように個人の能力の問題として特殊化するのではなく、どの子にも起こる問題として共有するのが本当の支援の方法ではないでしょうか。人は、誰でも状況に応じていろいろな問題を抱えます。一般教育の問題として子どもへの支援を広く考える方が、ずっと多くの子どもを助けるのです。

なかには、同じ支援といっても特別な支援とはまったく逆に、大人の指導をできるだけ減らそうという試みの紹介もあります。子ども自らが選んで行動し、そのなかで痛い目にもあうし楽しい目にもあうという自己体験をなによりも大切にしていくという方法です。その場合、大人の役割は指導ではなく、子どもの経験を上手にまとめて評価し、悪い結果でも将来に実りを結ぶよう子どもに正しく還元することを目指し、いっしょに行動することになります。子どもそのものを、根本から支えるという方法です。

もっと大胆に、自分で選んで自分で学ぶために、集団のルールを変えてしまおうという試みもあります。たとえば、ある課題がいちばん苦手な子を全体のチームリーダーにして、その子をみんなで手伝いながら課題を解決していくというやり方です。リーダーになったその子は、自分の苦手なことをほかのメンバーに教えるという役を与えられ、自分が教えることで、自分の苦手がわかっていく。一方、苦手な人の説明を聞くと、苦手でない人はさらに別の角度から理解を深められる。つまり、一石二鳥だというのです。そういった協力関係は、あたえられた課題を克服するだけでなく、おたがいがキレないで協力しあう忍耐力を養うことにつながるとされ、これなどは、特別支援というより一般の教育そのものの内容に見えます。

これとは逆に、スパルタ教育に近い教育方法も、後述するように、予想外に人気があります。たくさんの対立する特別な教育方法が存在するのは、人間のキレる意味が、生物としての意味、哺乳類としての意味、人間として生きる意味などをどう考えるかで、まったく異なっているからです。だから、1つの意味だけを重視すれば、どの教育理論にも部分的には、なるほどと納得できるところがあるのです。しかし、多角的な人間には、1つの方法だけを当てはめても、必ずうまくいかなくなる時がきます。

そこで、異なるさまざまな方法をうまく混ぜることができるプロが、さまざまなパッケージを組み合わせ「いまはこれ、つぎはあれ」と選び出して使い分けるのが、今日の一般的な治療教育です。何だか、巷でサブプライムローン騒ぎを引き起こした、金融パッケージの話に似ています。すべての面に正しい洞察力があるプロがやれば成功するのかもしれませんが、そんなスーパーマンはほとんどいません。結局、実際の特別支援教育の場では、1つの方法にこだわりすぎたり、適当にいくつかの方法をカンで選んで組み合わせたりして、お茶をにごしているのが実状です。

医療や教育の外で民間療法がしてきたこと

専門化された教育、とりわけ医療と結びついた教育は、どうしてこんな不思議なことをするのでしょうか。

学ぶという言葉は、マネぶからきたそうです。人類の子どもは、小さい間から大人たちの生活様式をみながら、生きる方法をマネて覚え、成長していきます。その名残は、今でもオママゴトとして残っています。しかし、産業革命後、親から子へ、子から孫へとマネびながら受け伝えられていった学習では、生きることの難しい世の中が登場しました。

これまでの自然のなかで働く農民と違って、工場で機械に取り組む工業労働者は、家庭では学べないスキルを必要としました。この新しい労働者を養成するために、ナポレオンは国家が子どもを教育することを求めたのです。しかし、この教育は、自然のマネびのようにスムーズに、子どもに受け入れられるものではありませんでした。

この矛盾を克服しようとして、学習能力を知能テストの結果から判断して、効率よく教育しようとする傾向が生まれました。第3章で紹介したように、初期は、IQテストで計るのは、大量生産の機械工業が必要とする合理性、合目的性、処理速度でした。このテストによって、IQの高い・低いが計られ、それにそって大人たちは、いろいろと自然から離れるための教育方法を生みだしていきます。もともと人間の脳は、自然から学ぶように形成されています。それを、自然では学べない、機械が必要とする内容を詰め込もうとするのですから、人為化が進むにつれて、無理が増えます。

やがて、単純な物造りの工業社会から情報産業社会へと社会が複雑化すると、工業的知的能力よりもっと細かい能力査定が要求されはじめます。知的障害とは異なり、学習障害の場合、ＩＱの高低ではなく、ＩＱの項目ごとのバラツキが問題にされます。ある学習能力は高いのに、別の学習能力が低いといった状態も、異常と考えられるようになったのです。これがどんどん拡大解釈され、やがて「人間として能力的にバラツキがある→人間としてアンバランスだ→キレやすい人間」という図式が、生み出されます。こんなふうにして、ＩＱテストによる不思議な人間評価体系が、でき上がってしまったのです。

その結果、人間の側から産業をみるのでなく、産業の側から人間を判定していくという奇妙な考え方が、教育の世界では当たり前のものとなってしまいました。これが医学的専門性と結びつき、キレることの教育を非常に反自然的で、人間の全体性を見失った特別支援教育へ造り上げたのです。

医療も不自然でしたが、教育もその影響を受け、とても奇妙なものになってしまいました。この不自然さに対して、民間では、公認された治療とは異なる、さまざまな工夫がされてきました。それらは、あまりにも種類が多く、ほとんどおまじないのようなあやしげな方法も少なくありません。ここにはその一部を、一応少しぐらいなら、試みても、子どもにあまり大きな害を与えない程度のものに絞って、次のように4つに分類して紹介します。

1つめは、食物や栄養などの問題にからむものです。
2つめは、からだのありよう全般を問題とするような考え方。
3つめは、人間の気持ちのありようを重視する考え方。
4つめは、生活のなかの人間関係を重視した考え方。

民間療法その1　①食物有害説

1つめは、正しい食事をしようという主張です。それは、キレることの原因が、食事のかたよりや有害な食物にあるのだという見方からきています。

近代人の食生活の不自然さがさまざまな悪の根源だという見方は、有毒説と不足説に大別できます。危ない食物成分を食事からとりのぞいてやろうという有害物原因説は、現代人が大好きな学説です。大きく分けて、毒物説と過剰説に区別できます。この数十年、衝動性や攻撃性の原因として、さまざまな成分がとりざたされてきました。たとえば、糖分が悪い、食品添加物が悪い、環境ホルモンが悪い……。どれひとつとして証明されたものではありませんが、医学の世界でも、原因かもしれないと疑われたものもあります。

毒物説は古くからあり、一番最初は、コカコーラ犯人説でした。これは、ＡＤＨＤをなくすため、添加物やいわゆる有害食品をなくそうという動きを、世界中に広めるきっかけになりました。最近の流行は、環境ホルモン説です。

過剰説は、生活習慣病予防と似た考え方です。キレる予防には、糖分をとりすぎないようにといったように、余分な物質を減らそうとするものです。直接的な過剰説とは別に、食品アレルギー説も存在します。

ただ、これはちょっと注意がいります。人は病気のときは、当然衝動性や攻撃性が出てくるものです。アレルギーはそれだけで一般的にキレる原因になる可能性があるわけです。たとえば、花粉症になったら、体調が悪いうえに目がショボショボ、鼻がムズムズしてついイライラしてしまう。食物アレルギー説は、そういった全身の状態による身体違和感としてのイライラとは少しちがうと主張されます。なんらかのアレルギーが直接的に神経系に作用してキレる原因になるとするのです。

これまでいろいろな食事制限でキレが治まったという報告は、多方面から発表されています。しかし、科学的には、有効だとするきちんとした根拠は認められていません。

それでも、信じる人たちは、個別食材の問題にとどまらず、総合的な食対策として自然食運動のような多くの食品の制限にいきつきます。ＡＤＨＤなどの治療に限れば、ファインゴールド式なんていうがっちりしたメニューもアメリカではできているようです。こういう食材がよくて、こういう食材は排除しようと、非常に細かく多方面にわたってレシピも紹介されています。当然効果は不明ですが、なかなかおいしそうです。ただし、子どもは制限された食品ほど食べたくなる傾向があります。あまり無理な食事指導をすると、親に隠れてこっそり危険な食品をとるということもあり、かえって逆効果の場合もあります。

民間療法その１　②食物不足説

一方、不足する成分を補ってやろうというのが不足説です。カルシウムなどを筆頭に、ビタミン、アミノ酸など、これも多数です。不足物を補充するという、いわゆるサプリメント的な考え方は、過剰説より古くからありました。第二次大戦後、世界中で子どもたちはさまざまな食品不足に悩みました。栄養不良、ビタミン不足などは、深刻で生命にかかわる病気の温床でした。こういった食料問題が解決した1970年代、キレとビタミンの関係がさかんに話題になりました。第1章で紹介したように、浅間山荘事件では、ビタミン不足のために事件が起こったなどというあやしげなコメントが、週刊誌などをにぎわせました。

たしかに実験的には、神経に働くとされるビタミンB系統の欠乏状態におかれた動物が、攻撃性を示すこともあるようです。いくつかのビタミン過剰症や欠乏症では、神経系に異常が起こってくることは人間でも知られています。あまりにも神経系の異常が強く長く続けば、イライラやキレる現象が起こることはありえないわけではありません。しかし、今日の日本では、一般的に健康な状態の人間は、たとえ子どもでも食べ物程度のことでキレるようになるということは、あまり想定できません。例外的には、特殊な代謝病で、物質代謝がうまくゆかないために、脳神経系にいろんな変化が生じ、その結果、すごくイライラして自分の手をかんだり、自傷行為が起こったりすることはあります。

仮に特殊な事例であっても、栄養不足とか物質不足の場合は、キレるというサインが単純に出現することはありません。その前に、もっと別のなんらかの体の異常がいろいろ出てくるものです。なお、栄養不足で身体の調子が落ちているときは人間だれでもキレやすくなるという点は、アレルギーと同じです。

さて、非常に一般的にいうと過剰でも不足でも、食事があまりに偏っている人には、それを是正することがキレる予防になることがないとはいえません。また人間は、おいしくごはんを楽しく食べられるときは、あまりキレないということも確かで、いい食事をすることそのものは悪いことではありません。ただ、いずれにしても、いい食事がキレることの治療だとまでいうとうそになります。

なお、アロマセラピーなどが自然食に併用されることがあります。ラベンダーなどのような花のにおいをかいだり、ハーブを飲んだりあじわったりすると気持ちが落ち着くということはよく知られています。自然物のなかにはセントジョンズワートのように、薬理効果が確認されている成分もあります。しかしこれらが、子どもにいいかどうかは、データがありません。たぶん、子どもには刺激が強すぎて、よくないでしょう。

民間療法その2　からだのありようを変える試み

2つめは、からだへのアプローチです。前述の齋藤孝さんの丹田法は、この分類に入れていいでしょう。堪忍袋を大きくするには、からだをリラックスさせることが大切だという見方はとてもポピュラーです。からだをリラックスさせると精神もリラックスして余裕ができる。それには、筋肉をマッサージしたり、リラクゼーションでほぐす。あるいは入浴したり、いい音楽を聞いて全身の疲れをほぐす。そんなふうに、人類は、いろんな身体の緊張をゆるめる方法を発見してきました。

一方、身体的な動きを活発化させようという考え方もあります。リラックスとは逆にみえる運動も、上手に行うと、最終的にはリラックスに至るでしょう。また、身体を動かしていると、注意をイライラから別の方向にそらすという効果もあります。いずれにしても身体に働きかけて、考えすぎることから自由になると、人間はあまりイライラしないというのは、ある程度まで事実でしょう。

だから、医者も運動療法をすすめます。ただ注意しないと、やりすぎて失敗することもあり得ます。身体のケガや疲労だけではありません。「健全なたましいは健全なからだに宿る」式の強迫思考がめばえるとかえってイライラが増加することも起こります。結局、ほどほどがいちばんというわけです。

なお、リラックスには、マッサージや運動のような、だれでもできるもの以外に、指圧とかハリのように、ツボを利用する方法もあります。あるツボを刺激すると沈静効果があり脳にいいという考え方は、東洋的伝統にとどまりません。西洋医学でも、バイオフィードバックという似た考え方があることは紹介しました。

一方、個人の身体ではなく、人間関係に注目したのが、スキンシップです。ハグなど、全身のふれ合いを強調するものから、抱っこのしかたに特別な工夫を導入するものまで、かなり多様です。

そのなかで、最近注目されているのが、ＰＤＤの治療です。特定の人が特殊なからだの位置を触ってはげますと、これまで「言葉など知っているのかしら？」と疑われるほど一切コミュニケーションのなかった子が、おどろくほど優れた文章を、肉筆やコンピュータで表現するというものです。なぜそうなるのか不明です。しかし、言葉によるふだんのコミュニケーションとはまったくちがう身体接触を通じて、人間関係が開けると、それまでいつもイライラしていた気持ちが急に穏やかになることは誰もが体験するようなことなのかもしれません。

音声でなくジェスチャーなど動作を通じると、コミュニケーションが広がる人がいることも知られています。聴覚からの認知ではなく、視覚からの認知を重視すると、安心してリラックスしたり集中したりできることがあるのです。このようにさまざまな身体的コミュニケーションを利用して、いままでうまく伝わらなかった認知や行動を変えるというのは、そう新しい発見ではありません。約100年前、ヘレンケラーに対してサリバン先生が行った有名な教育は、このさきがけでした。

からだに働きかける方法は、上記にとどまりません。さきほどみたように、キレるという現象は、イライラとかムカムカといった身体の言葉で表現されるものです。脳も身体の一部ですから、身体からの情報がスッキリしていれば、情動的に気分もはれやかになりそうな気がします。その結果、キレることは少なくなるだろうと考えるのは、理にかなっているようにみえます。

ただ、身体というのは、変動しながら、刻々とバランスを保つものです。これを一定に保つのは、容易ではありません。ヨガや禅の手練ならともかく、下手に身体を一定に保とうとすると、心身のバランスにはゆがみが生じます。このゆがみは、精神的には強迫傾向、身体的にはストレスと結びつくことが少なくありません。その結果、かえってキレやすい体質になってしまうことが少なくありません。

民間療法その3　気持ちを大きく切り替える方法

3つめは、心理療法に近い考え方で、個人の気持ちを変えていこうとする方法です。

キレやすい子は、ある特定の感覚刺激に過敏で、情動が左右されやすいという考え方があります。たとえば、聴覚過敏。誰でもいやな音が聞こえるとイライラします。あまりにも大きな音。工事のさわがしい音。金属でガラスをひっかいたような高音。これらが長時間続けば、キレるしかないでしょう。ただ、いやな音にも状況差があります。たとえば、眠れないときなど、ふだんなら耳にも入らない時計の音が、やたら大きく聞こえてイライラします。疲れているとき、なにかに集中したいとき、一定の心理状況では、ふだん平気な音も耐えられなくなるかもしれません。たいていはなんとかガマンできる鼻水をかむ音、ピチャピチャと口の中で食べるときの音、小声で笑う声といったものまで状況によっては気になるかもしれません。逆に音がなくなれば、イライラもおさまります。

このような音と感情の結びつきを変える方法として、音楽療法、芸術療法、イマジネーション療法などがあげられます。イマジネーション療法というのは、イライラしたりあせったりする気持ちを静めるために、「いま・ここで引き起こされた」自分の感情を、別の感情に置き換えるという療法です。その人にとってもっとも落ち着くイメージを与えるものを利用して、「いま・ここに起こっているのとはちがう」イメージを生みだします。たとえば、いやな音が出ているときに、気分がいいと感じられる別のことに心をうばわれていると、意外と平気です。これをうまく使えばいやな音といやな感覚の結びつきの仕組みをつくり変えていけるかもしれません。感情を絵に描くことで変化させたり、楽しいことをイメージすることで切り替えたりできるように指導していくと、いやな感情が起きてもすぐイメージの感情に切りかえて行動に移すことが減るというのです。

感情を置き換えることを学習していくと、だんだん衝動性が失われていくというのは、スポーツをすると、リラックスするというのと似た考え方です。音だけでなく、人は色によってもイラだったり、落ち着いたりします。カラーセラピーは、いやな音といい色彩を結びつけ、これまでイラだった音を、落ち着いて聞けるようにするという方法です。心が落ち着くカラーコーディネーションを使ったり、逆にイラだつようなカラーをうまく処理したりします。

ほかにも、においや味覚、さらに皮膚感覚やときには内臓感覚など、あらゆる五感をうまく組み合わせて、いままで悪いイメージだったものをいいイメージと結びつけていくような治療も考えられています。これは、ツボと同じで、バイオフィードバックと少し似ているところがあります。音楽・絵・イメージの代わりに、相手に気持ちを言葉で伝えたり、そのためにいままで言葉にできなかった感情を言語化していくことを目指していろいろトレーニングする方法です。演技を利用して言葉や人間関係を変えていく、ロールプレイングゲームのような方法もあります。最近、保育園や幼稚園で流行っているセルフトークなどもこれと似た考え方です。

これらは「解決を中心とした感情の行動化」と呼べるやり方です。これが、感覚と感覚を結びつけて変化させるのではなく、感覚と言語や記憶とを結びつけ直して、整理しようとすると、伝統的な心理療法になります。

民間療法その4　人間関係を重視した方法と自尊（自己肯定）

4つめは、直接子どもを変えるより、生活の在り方を変える方法です。

「いま起きている思春期の子どもたちの〝キレる〟という現象と、子どもが自己肯定感を持てないことは、大きく関係していると私は考えます。なぜならキレるということは、自分に自信がなくなり、自分で自分をコントロールできなくなってしまった時におこることだからです」

これは、星一郎さんの『キレる子どもにしない法』からの引用です。星さんは、後述するアドラー心理学の立場から、自己肯定感を高めることがキレることの最大の対策だと考えます。そのためには、周囲が育児や教育の仕方を見直そうと提起します。

これと似た考え方は、少なくありません。最近、発達障害の関係者たちは、自分をいとおしみ、大切にする感覚を「自尊」の感情と呼ぶようになりました。いらだちやすい子は、自尊感情が低いとされ、治療教育では自尊感情を高めるように、さまざまな工夫が提案されています。これらの方法は、子どもを直接変えようとするのではなく、家族やまわりの大人が子どもに否定的にならないための方法を提案します。ペアレント・トレーニングとかペアレンティングなどと呼ばれる方法がその1つです。

親は、ある年齢まで、子どもにキレやすい傾向があることを、まったく知らないか、あるいは、知っていてもなぜそうなるか理解できないまま、子育てをしていることがあります。とりわけ問題になるのは、「子どもがキレやすい個性をもっている」とは考えず、「子どもの性格が悪い」とか、「親である自分のしつけが悪い」と考えちがいをしてしまい、子どもや自分を過剰に責めながら育児することです。こんな状態が長く続くと、親と子のすれちがいが深まり、おたがいに相手を誤解して、親しく認め合う気持ちを失っていきます。この不信感がさらにキレを強めるのです。このいきちがいを調整していこうという提案が、ペアレンティングです。

10代後半になると、ソーシャルスキルトレーニングなど、人との関係を円滑化させるための技法を学ぶ方法もあります。こんなふうな対人関係は、人からよろこばれるというパターンを抽出して、子どもといっしょにくり返して練習し、うまくいったときに正当に評価してあげていくと、スキルが向上していくというのです。

金と力とライフスタイルを利用して

一方、教育的トレーニングより職業訓練がいいという見方も、あります。ほめるにしても、はげますにしても家族や教育による評価は抽象的で、子どもにわかりにくい要素があります。しかし、お金というのはきちんとした労働の対価として具体的です。もらったら、たいていの人は、ものすごくうれしい。そこで、このお金のもつマジックを利用しようというのです。「こういうことがあるとお金がこれだけ稼げるね」といった評価は、現代人にとってもっともわかりやすいからです。人間は、お金をもうけるためなら、「キレると損だということを10分で学ぶ」というのは、露骨だけど結構正しいようです。評価を金銭で行うというのは、行動療法の究極の形です。

殴ってしつけるという昔ながらの極端な方法も一部ではいまだに人気があります。いわゆるスパルタ教育です。

これには一理あります。生物は強い力で抑制され続けると、恐怖のあまり自我を完全に封印し、迎合した適応行動をとるようになります。これが畏敬の念にまで高まることもあります。人間は1人がキレ、そのためにまわりまでキレると、最後は力と力の対立を生み出すことになります。このとき、指導者がだれよりも強い力をふるい、力と力の対立を、より大きな力で防げるのです。私たちも普段どこか痛くて気になっているとき、それよりもっと痛いことが起こると、前の痛みなど忘れてしまうことがあります。

ただ、この方法の難点は、常により強い力で抑制し続けないと、いつかは力による抑止が通用しなくなるという点です。つまりこの方法を持続していくためには、相手の力を再起不能なほど押しつぶすか、あるいは逆に、力を尊敬の対象にまで高めてあがめる心を養うかしなければなりません。前者は、わりと簡単ですが、後者は至難の業です。民主社会でのスパルタは、よほどの人格者でないと成功しません。

自尊ではなく、自然治癒力を高めてキレを抑えようという考え方もあります。たとえば、武術。武術は、単なるスポーツとちがい道を求め、術を極めるなど、現代人の生活感覚とはちがう信念体系をもっています。現代人が見失ったライフスタイルをつくろうという点で齋藤孝さんの「丹田法」に似ています。

こういった過去のライフスタイルの見直しは、各方面に認められます。医学の世界でも、最近、うつ病に対して流行しているのが、光刺激療法です。人間には自然のリズムと同化する身体のリズムがあります。生物は太古の深海に誕生したので、月経リズムのように、潮の満ち引きに対応する月単位のリズムがあります。光刺激療法は、太陽と人間のリズム（日内リズム）をとり戻すという考え方からはじまりました。

これらに加えて、大人ならヨガや瞑想なども取り入れられています。こういった発想が、キレる子は自然のなかで育てようという考え方にも、結びついていきます。

目にみえない民間療法の副作用

食事、身体、気持ち、生活の指導など、民間療法の多くは、一般の学校教育にも取り入れられています。しかし、なんといってもこれらを多く取り入れている新しい分野は、先に紹介した特別支援教育、治療教育でしょう。

これら4つの方法はいずれも、やってみた結果、「いいなあ」という人もいるでしょう。その人にとっては効いたわけです。でも、その方法がよかったのか、それとも自然のなりゆきか、ほんとうのところは別です。「いわしの頭も信心から」といわれるように、ある方法を信じているとそれだけでよくなることは少なくありません。また、方法そのものではなく、たまたまそういう治療を通じた人々との出会いがよかったなんていうこともあるわけです。医学では、これら実際の方法以外の効果を、プラシーボ効果と呼びます。プラシーボ効果をふくめても、今のところ万人にいい方法などありません。そろそろ私たちは、キレることを治すという古い発想から抜け出す必要があります。それでも、どうしても治療したいのなら、その時点その時点で、自分の相性にあう方法を選び、その場その場で、使えるものを使っていくしかありません。状況が変わったり時間がたてば、1つの方法は合わなくなり、もっと別の方法がいいということになるでしょう。

ただ、1つだけ注意が必要です。第2章、3章でみたように、薬などはむしろマイナスのほうが大きいことがあきらかになってきました。心理療法にも、ムダな出費と時間をうばわれるだけでなく、誤った指導に洗脳されたり治療依存になってしまうといった、目にみえない副作用がいろいろあります。どんな治療でも、自分に合っていない方法を取り入れることで、当人はおろか家族全体までまきこんで、ぎくしゃくした関係に陥ることは少なくありません。さらに、治療者に反抗することが難しいために、当人に合っていない治療なのに、治療者の側から一方的に、「治療に従わない怠け者」とか「この治療が合わないのはよっぽど重症だ」などといわれ、混乱したり、自信をなくしたりして、すっかり重症化させてしまう危険さえあります。

こういった実害は、医学や心理学の治療より、民間療法のほうが少ないなどと考えるのは大まちがいです。さきほど、自分の相性に合う方法と書きましたが、それは、いい点（メリット）だけとって自分に向いてそうだというだけでは、不充分です。それに加え、マイナス点・いやな点（デメリット）をよく知ったうえで、それでも自分に向いていて無理がないという方法を慎重に選ぶ必要があります。でも、「メリットとデメリットを充分に検討する」だけでは、まだ足りないのです。

メリットとデメリットというのは、キレを治すことを前提にした話です。とすれば、治す必要がないキレることだったら、検討自体が無意味になります。

実際、キレることが悪ではなく、キレを敵視することが悪だと考えた方が正解でしょう。キレを治そうとする考え方こそが、上手にキレることを阻害している最大の原因なのです。ですから、どうしても薬を使わざるをえないところまで、生活が追いつめられた場合に限って、「薬を使うくらいなら、一度、試してみるか」という感じで、最悪を避けるために試してみるのが、民間療法と考えてください。

それにしても、いくら社会がキレることを敵視するようになったからといって、ほとんど意味がないとわかっているさまざまな治療方法に、わらをもすがるように頼ろうとする人が急増しているのはなぜでしょう。この点について、先ほどの星さんは、次のように書いています。

自己肯定感をもてない理由は、「経済的な余裕をもつようになった親が子どもの欲望を簡単に満足させてしまうことと」「現代社会で人間関係が希薄になり、他者とのつながりがもてないこと」だとしたうえで、「しかし、社会の仕組みを嘆いても、病んだ子どもたちの心の健康を取り戻すことも、（親の）不安を解消することもできません」とします。つまり、本当の問題は社会にあるのだが、どうせ社会は変えられない。結局、個人個人が変わるしかない。そういったあきらめが、効かない治療にでもすがろうかという心理を生んでいるのです。

言葉の力で心を直す？

自己肯定感というのは、アドラーの用語です。アドラーは、第2章で紹介した認知行動療法の生みの親といえます。アドラーは社会主義に影響を受け、精神現象は社会現象、とりわけ経済現象の産物だと看破した精神分析家です。しかし、彼は、最終的には、その本質的な社会現象を解決しようとする道を放棄します。個人心理学をうちたて、星さんと同じように、社会問題を個人の治療の問題にすり替えることで、解決しようとしたのです。

これは、それまで社会のネットワークの隙間を埋めるような機能も果たしてきた臨床科学を、完全に個人の内面の問題として処理する傾向を加速しました。このような、治療に言葉の力を用いて個人の心理を変えようという考えは、100年くらい前から活発になりました。

言葉の力は、昔からよく知られていました。誰かに一声かけられると、落ち着く。マントラ（お経やおまじないなど）をつぶやくと安心する。トキの声をあげて勇気づける。そういった短い言葉から、カトリック教会で告解したり警察で白状して安心するといった長い打ち明け話まで。さらには読書したり日記を書いたりといった、文章を通じて内省し落ち着くといった事柄まで、言葉は昔も今も人間を冷静に安定させるのに有効な武器です。

しかし、19世紀あたりまで、人間が人間の精神や心を直すという考え方を人間はもっていませんでした。古くから、神からあたえられた「魂としての精神」は神にしか扱えないもので、人間が直せるのは魂を入れる「器としての身体」だけだという考え方が西洋には存在していました。

一神教の神を重視しない国々では、心と体を一体とみなして、全体的な自然治癒力を重視する傾向がありました。ギリシャでは、恋でよろこんだり敵におびえたりすると心臓がドキドキし、怒りが増すとおなかが痛くなり、といったように心は身体全体の感覚として表現されていました。日本でもイライラやムカツキのように、心は身体用語で表現されました。当然、心だけを直すという考え方は、成立しません。

西洋では近代になると、魂vs器という考え方にとって代わり、脳vs身体という図式が生まれます。これによって人が心を直すという考え方が登場したのです。

しかし、過去の影響は強く、心理学は魂・霊・気・精神・心・身体など、ごちゃごちゃな混乱を抱えたまま発展してきました。心理学の原型は、市民革命直前のフランスにみつけることができます。『岩窟王』や『三銃士』などを書いたアレクサンドル・デュマがフランス革命前夜を題材にした小説に、メスネルという人が登場します。彼は、電磁波が人間の精神を操っていると考え、いまなら、完全に新興宗教の世界に入るような奇妙な治療法を考案しています。

小説によれば、温泉を浴びつつ、人間が手をつなぎあい、人間から出る電磁波と宇宙の電磁波を調整して病気を治そうという話になっています。受診したのは、没落貴族や新興の上流階級市民など、上品さや高貴さというモラルに縛られて自由を失った人々のようです。その多くは、キレることを敵視するあまり、ヒステリー発作など、現在なら解離反応と呼ばれる症状を起こしていたとみられます。

当時、これが、最先端の科学的治療だと信じられていました。そして、驚くべきことに、今日の医学的治療より、ずっと多くの病人がよくなったと、考えられています。きっと、電気とか磁気という当時最新の考え方を取り入れたからこそ、人々はメスネルを尊敬し、治るという自己暗示を強力に与えられたのでしょう。19世紀になると電磁波療法は否定され、メスネルはペテン師とされ、その治療方法は影響力を失います。

しかし、彼の影響を受けて、実に多くの心理治療が誕生しました。いずれも、その時代の先端科学を取り入れ、過去の治療を批判しながら発展し、次の時代になると非科学的だと否定されていきました。さまざまな流派が生まれては消えるなか、20世紀後半にまで生き残り、いちばん人気のあった心理学は、深層心理学あるいは精神分析などと呼ばれる流れでした。日本でとくに人気が高いのはフロイトとユングでしょう。

しかし、2人の治療方法は、今の医学の世界では、はっきりとした有効性が科学的に明確でないとして受け入れられていません。未来には否定されるかもしれませんが、現在の精神医学が公認するのは、認知行動療法だけです。

この方法の元祖アドラーは、フロイトよりややのち、ユングとほぼ同時代に2人と同じウイーン文化圏で活躍しました。それ以前の精神分析の本場は、メスネルの影響を残すパリで、まだ神秘的な人間関係を宿す方法が、その影を残していました。3人とも、初期にはこの影響を受けながら、やがて理性的な言葉を重視するようになります。

アメリカ社会にフィットして個人心理学をうちたてた―アドラー

人間が、キレるのはイラだち、ムカツクからです。これらは内面に隠された感覚で、他人には、動作や表情でしか読み取れません。そこで、表面的なキレるという行動だけからは観察できない心の内面を詳しく知ろうとすると、どうしても言葉を用いて相手から聞き取る必要があります。ムカツキやイライラという言葉にならない情感をあえて言葉であきらかにしていくと、これまで考えることのできなかった、「どのようにしたらキレないようにできるのか」「どこかでムカツかないように変えられる点はあるか」といった点を検討できるようになります。検討された結果がなるほどと納得できたり、納得できなくても心にとめておくことがあれば、人間のキレ方に変化が起きるかもしれません。なぜなら、人間の情や行動は、他の動物と異なって、脳のなかで言語をつかさどる部分と、強いネットワークを形成するようになっているからです。

このように、心理治療では言葉がすべての中心にきます。しかし言葉によってなかなか表現できない人間の精神活動があります。あるいは言葉でわかってもどうにもならない心の動きもあります。これらを、精神分析では、無意識と呼び、意識や言葉で働かない領域だと考えだしました。キレることも、無意識の結果と判断されます。

もちろん、もし精神の作用が脳という身体の一部分の作用であるとすれば、人間全体からみて、脳はそのほんの一部分で、精神が人間にほんのわずかな作用しかできないのは当たり前です。だから、無意識のほんの一部分の限られた機能が意識であり、言葉はその道具に過ぎないと考えるほうが素直なのです。つまり、キレることは、一番基本的な精神活動の動きであり、それをどうだこうだと考える理性は、それにちょっとした影響をあたえる、お飾りに過ぎないのです。

しかし、心理学では精神や心を中心に人間全体を分析しているうちに、言葉が通じる世界が中心で、それ以外の全身を言葉に従わせるのが人間だということになりがちです。

この言葉で人間を支配するという考え方は、封建社会では神の言葉の絶対化につながりました。しかし、現在の法を中心とした民主社会では、合理主義や個人主義ととてもうまく一致するものになっていきます。神があたえた自然にキレる能力は、個々の利益の調節のために、邪魔なものとして、少しずつ、心理学の敵になっていきます。

しかも、情報産業が発展すると、心理学は科学という分析方法を用いながら、いつの間にか脳を魂のように絶対化してしまう傾向を強めていきます。少しオーバーにいうと、現代の科学を神の位置に押し上げる役割を、臨床心理学が担ったのです。

さて、フロイト、ユング、アドラーと、同じように精神分析をはじめた3人ですが、ユングもフロイトも、第一次大戦後、ヨーロッパ世界の理性がファシズムに飲みこまれていくのを目の当たりにして、個人の言語の世界の無力を感じ、言葉の力そのものに懐疑的になっていきます。

しかし、アドラーは、今日的なアメリカ型のキリスト教世界にぴったりの楽観的な人でした。彼は、人間が言葉を利用して、自分がもつ目的を理想化しすぎないで、現実への適応力を身につけることが可能だと考えて、個人心理学をうちたてたのです。

没落するヨーロッパをしり目に発展するアメリカ的キリスト教の、「人間の身体は神のために用いられる器であり、個人個人が神の言に従って生きる目的を与えられる」という考え方を支える心理学を開発したのです。ここでは、抽象的な神の言葉ではなく、現実的で実用的な権力の言葉の力が重視されます。

私たちが見失った「生の共通の目的」

生きる目的。

それを「自己を肯定的にとらえるような方向に向かう」目的として提唱したのが、アドラーでした。

今日では、「人にはそれぞれ生きる目的がある」とか、あるいは、「自己を実現していくことが素晴らしい」という考え方は、ごく当たり前になっています。しかし、こういった1人ひとりの人間の人生の目的というのは、近代の個人主義が生まれるまではなかったのかもしれません。日本なら〝武士は××のために死ね〟といったような役割上の目的はありました。〝お家の大事〟というように、社会が決めた人生目的が主役でした。自己はわき役でした。しかし、現代では、自己こそ主役なのです。

けれども、「自己実現とか人生の目的といわれても、よくわからない」というふうに、とても正直に感じてしまう人は、少なくありません。そんな場合、自己肯定感をもとうとすればするほど、イライラしキレやすくなる可能性があります。キレることは、自己という言葉より、もっと深い精神構造から生まれてくる行動だからです。

しかし、あくまで自己という考え方にこだわる治療者の場合、あえてその深さを自己の外にはみないようにします。そのキレやすさには、当人はまだ無自覚だけれども、きっとなんらかの自己の目的があって、その達成が困難だからキレるに違いないと仮定します。目的を見失っていても、「治りたいから」ということ自体が立派な目的だと、するのです。

ここに、アメリカ流のポジティブな、人間賛歌があります。ただ、当事者の目的と、治療者の考える目的が一致しているかというと、あやしいところがあります。

極端な話ですが、死にたいという目的をもつ人を、治療者はどう考えるのかという問題が出てくるのです。この自死への希望は、昔なら切腹といった形で上から押しつけられました。しかし、個人が大切にされ、自己が主役になると、私の命は私の自由になるという考え方が生まれてきます。そこまでいかなくても、小さく切腹するようにリストカットしてリセットするということも起こってきます。

自分の身体を〝キル〟(切る)ことは、〝キレる〟ことと深く関係しています。キレることで、キレた相手と新たな関係が生み出せないとき、自分で自分を〝キル〟という、自己完結の構造が生まれるのです。アドラーは、個人の目的を世界的な価値の中心におきました。彼の生きた時代、まだ、人間同士の暗黙の共有感が、幻想であれ、世界中に残っていたのです。しかし現代では、人はバラバラになって、個人を根底から支える「生の共通の目的」を見失ってしまったのです。

切腹も、リストカットも、キレ方としては、人為的で、不自然です。それは、家のために個人を犠牲にするというのも、ナルシスティックに個別に問題を処理するのも、個人を根底から支える「生の共通の目的」を所有していないからです。

これと対照的なのが、水滸伝の世界でした。中身は、野蛮で、粗野です。しかし、背景には、自由で、人間味に満ちた世界が見通せます。彼らには、共通の目的があり、そのために、自由にキレることが正当化されました。自分を生かし、仲間を生かす。ために、主人公たちは、大いにキレまくったのです。

とはいえ、キレることがいくら賛美されたからといって、なんでも許されたわけではありません。主人公達のキレ方には、確固としたルールと、一定の美学が存在していました。それは、きっと生の共通の目的が明確だったためでしょう。

そのルールは、単純でした。自分を生かし、仲間を生かす。そのためのルールは、「人間としてキレること」の生物学的本質そのもの、生き物の基本ルールでした。しかし、他の生物と違い、ルールに美学を加えたことで、人間特有の文化をも実らせたキレ方でした。

今も、ルールは、不変です。一方、美学には、時代時代の限界があります。私にとっても、水滸伝の世界は、理想的な世界ではありません。もちろん、仮にそれが理想的であったとしても、現代に生きる私たちが、今さら、戻れるような世界でもありません。

ただ、理想的かどうかは別にして、水滸伝の世界が描きだすキレには、私たちの解決の方向性が、間違いなくヒントとしてたくさん示されています。その方向は、古い日本の封建的武士道とも、今日の日本やアメリカの個人主義とも、まったく異なる道です。キレることを、抑圧して責任を取らされたり、直そうとして治療課題にしてしまうような、キレを否定する道ではありません。人間関係の基礎に、人類の財産であるキレをかっこよくすえながら、その時代の「生の共通の目的」を生かそうとした試みが、この本には魅力的に描かれているのです。

第5章　うまくキレる人になって、子どものキレを守る

まずは、とにかくキレることです

キレるという自然が与えた能力を、もう一度、適切な形で取り戻していくことが、現在の急務です。しかし、一度失った自然を取り戻すのは、ほかの自然保護の問題と同様、容易ではないでしょう。自然の回復のためにまず必要なのは、キレに親しみ、キレに慣れることです。そのためには、ふだんから、私たち自身が、慣れないながら、多少ぎこちない形でもいいから、ともかくキレることです。そのことを通してしか、この数十年忘れていた安心してキレるためのルールを再発見することも、今の時代にあったキレの美学を確立していくことも、不可能です。

水滸伝の世界でも、次のようなキレは、許されていませんでした。仲間を裏切ることと、無意味に自分を傷つけることです。今日風にいえば、自傷・他害の禁止です。

禁止されてはいませんが、無意味な恨みや、逆恨みは、無駄なエネルギーを浪費するキレとして、仲間からたしなめられました。お互いを守りあうためには、個人的に自由にキレることをまず賛美しあう。しかし、互いの信頼関係を切らないために、私的なキレを一定は戒める。そんなルールがあったのです。

しかし、それ以外のルールは、ありませんでした。つまり、生物としての人間にとっての、基本ルールだけが、大切にされたのです。私たちも、生物の一員です。この基本的な生物としてのルールのほうは、少しずつ切れることを繰り返していくだけで、徐々に、自然に、しかし、確実に、マスターしていくことが可能です。

一方、キレの美学のほうは、時代と共に変化します。長い間キレることを敵視してきた私たちには、そう簡単に美を見出せないかもしれません。キレることを何度も体験しながら、現代の要請に合った美学を、子どもたちとともに少しずつ再構築していくには、だいぶ時間がかかるでしょう。それまでかっこ悪くても、もっともっと、大人も子どもも、どんどんキレまくることです。そこからしか、再生の道は、開けないのです。

ただ、キレに慣れていない私たち大人は、ほんのちょっとでも切れることに、罪悪感や抵抗感を覚えてしまうでしょう。この限界を突破していくために、もう一度、「キレていい世界が、どのように消滅していったのか」、水滸伝が人気をなくしていったこの数十年の歴史を振り返ってみましょう。キレのルールと、美学の再構築のために、キレを共有しあう基礎となる未来の人間関係について、ヒントを得るためです。

金のキレ目が、縁のキレ目な社会のなかで

最近の日本では、大学生、高校生、中学生の友だち関係というのは、簡単に切れてしまうものになっています。一度トラブルがあるとキレてしまい、それ以降友だちづき合いはできないと感じさせる世界が広がっているのです。一昔前まで、人間関係というと、ぶつかったり、トラブルを起こしたりいやなことがありながら、だんだん深まっていくものだという了解がありました。しかし、いまでは、いい関係の維持どころか、否定的な関係を調節するなんていうめんどうな関係へは立ち入らないというのが私たちのライフスタイルです。

個人がキレないために、関係の方を切るのです。この異様なライフスタイルが成立しているのは、それが一見可能に感じられるような、幻想をあたえる社会が存在するからです。

若い人より、老人問題の方に幻想は典型的かもしれません。昔、年寄りの介護は、家族を中心にとなり近所に住む人たちが主役でした。それが、となりに住む人の顔もわからない状況が生まれ、なまじ近所の人に頼るより、お金でかたがつくならその方が気楽だという感覚が、広がっています。福祉サービスが商売として成り立つのは、人間関係のわずらわしいことはお金で解決できるという社会システムがあるからです。まさに、これがアメリカ型の金のキレ目が縁のキレ目の社会です。

人間が人間自身を敵とみなすようになると、本来自分を守ってくれるはずの群れ（社会）さえも、信じられなくなってきたのです。そこで社会は、民族とか国家という新しい考え方を造り出し、新しい仮想敵を自分の外に造り出すことで、なんとか平和と安定を保とうとしてきました。同時に、身分や階級といった権力制度を設けて、内部抗争をうまくコントロールしてきたのです。しかし、自由の新天地アメリカは、こういった古い習慣を次々となくし、個人と個人の完全自由競争を認めるようになります。民主主義・個人主義・自由主義は、金と名誉を権力の源として、理性でコントロールできる限り、理想的システムでした。しかし、この競争主義は、人々が清貧で、資源が豊かで、人々が少ない間は、とてもよく機能したのですが、文化の発展と人口過多で世界が小さくなると破たんしはじめました。人々は金という権力に支配されて理性を失い、名誉を軽視しはじめます。

こういったアメリカの欲望への競争主義を、忠実に取り入れたのが日本です。金による自由を得た人々は、ドロドロした人間関係のなかでぶつかり合うことを拒否しはじめます。そしてその結果、衝動性や攻撃性をトレーニングする最高の教材を失うことになったのです。その場その場で金だけできれいに結びついていないと、すべてが終わってしまうような人間関係のなかで、私たちはキレ自体を恐れるようになりました。

におうものを追放して失った人間関係

人間関係に電気のスイッチを切るような感覚が入り込んだのは、家庭電化が一段落した1970年から90年の間だと思います。家庭電化は、敗戦下の日本人が、占領するアメリカ人を見て心からうらやましいと感じた、理想生活のモデルでした。このあこがれは、どろどろした水滸伝的な社会を、野蛮に感じさせました。

高度成長から安定成長へと、急速に変化をとげる日本社会は、わずか20年の間に、ある意味で生物の進化史上なかったような、奇妙な変化に直面していました。

この変化を象徴するのが、1983年「横浜浮浪者殺傷事件」です。中学生のグループが、野宿生活者を「汚い」「くさい」という理由で殺害したのです。当時の大人は、くさいなんてことが、だれかを襲う理由にあげられるなどという事態を、想定もできませんでした。数十年前までは、人間は汗や汚物に平気でまみれ、だれもがにおう生活をしていました。お風呂だって毎日入る方が病的とみなされたくらいです。それが、1970～80年代、におう人がほとんどいなくなります。水洗トイレが完備され、銭湯より自宅の風呂が優勢になり、シャワーを浴びる人も多くなりました。

社会から、においものが、追放されはじめます。農業中心の社会に必須だった家のまわりの肥だめとか肥桶が消え、アスファルトの道が増えると、動物の汚物や死体も見かけなくなります。人のにおいなんて特別気にする必要もなかった社会が、コンクリートと水洗トイレに取り囲まれると、突然、人間の身体から出る汚物を拒否する感覚を、与えはじめたのです。この時代から、神経症的なにおい恐怖や清潔恐怖が、子どもの間に急増します。

もともと哺乳類の鼻というのは、敵を見出すと共に許すという、二極の働きをする器官です。人間でも、他の五感は理性と共同作用しながら脳をコントロールするのに、嗅覚だけは直接的に脳に作用します。私たちは、くさいと、すべてを閉ざしたくなります。しかし、どんなにくさくても、ずっと一緒にいると、ほとんどは慣れてしまいます。嗅覚は人間関係に深く重なる感覚です。

愛情の交換には、相手を誘うにおいが必要です。相手の慣れないにおいに慣れて、好きになる。はじめは、いやなもの・こわいものとしてぶつかり合い抵抗を感じていても、やがて許しあっていく。そういう体験こそ、哺乳類の愛の原形でした。猫の赤ちゃんに母犬のにおいをこすりつけておくと、母犬は、自分の子もその猫の赤ちゃんも、同じようにわが子としてかわいがります。理性と無縁に、愛と敵意を作動させるのが嗅覚なのです。

これとまったく同じ愛の形を、人間ももっています。しかし、水洗が完備し、アスファルトの道路と鉄筋でアルミサッシの建物に囲まれた人工的空間ができると、この感覚は退化します。便や尿や死体は、自然のなかでは、やがて土にかえり植物の育つ土台を形成していきます。腐ることとは、輪廻転生の新しい再生への出発を意味しました。しかし、土と人間の生の関係が断たれた人工空間では、腐るものは生命を生むどころか、感染症の温床として人を殺します。こうして、くさいにおいは許せないという感覚は、文化的に増強されたのです。

土とにおいを失った社会で、くさい、汚いという理由で襲撃事件が起こった頃、中学生の朝シャンブームも起きます。若い人たちが自分の生物的なにおいを消し、体臭に代わって、工業が生み出す、さわやかそうなシャンプーのにおいで、身を守りはじめたのです。

１９７０年前後、水洗完備の時代に生まれた赤ちゃんが、中学生になって自我に目覚めた頃、日本人はわずかなにおいにも耐えられなくなっていました。自然と人間との関係がキレたのです。同時に、人と人の人間臭い関係も、キレはじめました。横浜で事件が起きます。

このころ欧米にはまだ50年遅れていましたが、不登校が、深刻な社会問題として語られはじめます。そのなかには、清潔恐怖（手を洗い続ける子どもたち：washing hand syndrome）や、妄想的な自己臭恐怖も登場してきます。

工業の神様に従う現代人

この世代が成人になる頃、「女子高生コンクリート詰め殺人事件」が起こりました。

１９９０年前後、発達障害と犯罪、いじめと校内暴力、家庭崩壊、学級崩壊などという言葉も登場してきます。

１９９８年、今度は朝シャン時代に生まれた子どもたちによって、担任教師刺殺事件が起きます。この頃になると、日米欧の子ども問題は、ほとんど時間差なく、共通するものとなっていました。

ふつうの子のキレる犯罪が、生き物としてのにおいの拒否と結びつくのかどうかは、確証はありません。しかし、1つ確かなことがあります。昔、くさいから殺すなどという感覚を、まったく理解できなかった大人たちが、今では疑いもなく理解できるようになってしまったことです。私は、この変化が、赤ちゃんのちょっとしたキレる行動に、将来の犯罪を重ね合わせて恐怖するという感覚を、現在の大人に植えつけたと考えます。

話が飛躍しすぎて、ついていけないと思われるかもしれません。この飛躍を埋めるために、たくさんの状況証拠をお示ししたいのですが、紙面の都合で、ここでは2つだけ示します。

1つめは、産業革命時のパリの話です。1800年代初頭、ナポレオンによってパリの街は大改造され、道路が舗装され、下水道が完備されます。東京より1世紀以上早い、しかしゆっくりと時間のかかった改革でした。1800年代後半、このパリに香水が流行し、人間の体臭への拒否が起こります。香水世代は、自ら子育てすることができなかった世代だったようです。先に紹介したように、1900年のパリ万博の頃、生まれる子どもの4人に3人

図4　鉄鋼生産量と平均寿命

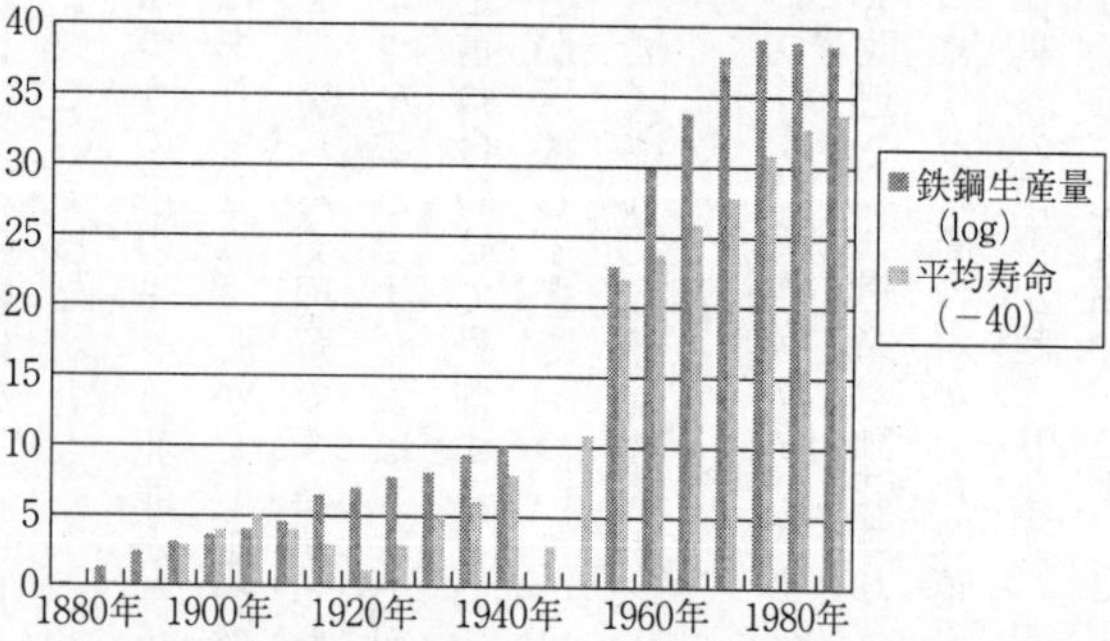

出所：「生活水準の歴史的分析」（総合開発研究所）資料から，著者がプロット。

は、孤児院で育てられたという説があります。

2つめは、明治以後の日本人に、工業化がどれほど大きな影響を与えたのかという話です。図4は、平均寿命の伸びと重工業化の進み具合（指標は鉄鋼生産量）を、数学的に処理して比較したものです。有史以来、人類の平均寿命は30～40歳でした。明治以後、富国強兵などによって、日本は急速に工業化しました。工業化の発展と寿命の上昇がゆるやかに続き、第二次大戦前には人生50年の時代を迎えました。戦後、工業化も、寿命も、飛躍的に伸展します。工業化がもたらした豊富な富とエネルギー資源が、快適な暮らしと豊かな栄養状態を可能にし、感染症と欠乏症を克服することで、死亡率を押し下げたのです。とくに、子どもと老人の死亡率は、激減しました。

現代の平均年齢は約80歳。自然界での人類の寿命の、ちょうど倍です。このような寿命の変化を経験した生物は、地球生命三十五億年のなかで、たぶん、いないのではないでしょうか。少しオーバーないい方になりますが、工業の神様は、自然や人間を創造した神様と同じだけの寿命を、人間に与えたのです。それも、欧米ではたった200年で、そして日本ではなんと100年で、成し遂げられた奇跡です。現代の日本人が、工業の神様を自然の神よりあがめ、科学という宗教を信じるのも、まったく無理のないところです。

しかし、工業の神様は、過酷な一面ももっています。電気は便利です。スイッチ1つで、キレたりツケたりできます。しかし、24時間電気が使えるとなると、人間は24時間労働するようになります。太陽や月といった自然の光を与えた神は、人間に夜という安らぎをくれました。しかし、太陽と月の時間の代わりに、工業神が与えたのは時計でした。私たちは、35億年の地球の生命が身につけてきた、潮の満ち干きという月のリズムや、1日、1年という太陽のリズムを捨てて、時計の管理する秒、分、時という物理的変化に身を任せています。この時間管理こそ、第4章でもふれたように、ストレスの、生みの親だと推測されています。さらに、工業神は、競争主義という教義を導入して、キレるという生物の大切な能力を、人類の最大の敵のように扱いはじめたのです。

スケープゴートあるいは魔女狩りのように

1800年代、欧米より1世紀遅れてスタートした日本の近代化は、あまりにも急速に成功の道を歩み、たった100年ですっかり欧米に追いついたように見えます。しかし、この変化は、あまりにも急速でした。祖父から孫へと引き継がれてきた、人間を育てる技法を失い、マネぶことができなくなったりしました。そのうえ、金を人情より重んじる老人層まで、形成してしまったのです。

この歩みを造り変えるチャンスは、過去に一度だけありました。

第二次大戦は、親と子を、死が引き裂きました。明治以後の富国強兵策への反省が起こります。戦後は、新しい関係、新しい社会をつくっていこうという幻想を、社会が共有した一時期が存在したのです。子どもがキレることに対しても、「スポック博士の育児書」、松田道雄さんの『育児の百科』、毛利子来さん、山田真さんの『育育児典』へとつながれていく、反パターナリズムの流れが起こり、自然を軽視した戦前の誤った方向を断ち切る、子どもはゆったりみていくという、自由な育児論も確立していきました。

しかし、1960年代くらいから、「いまの子どもは……」という、昔ながらのキャッチフレーズが復活します。それでも最初の内、キレる子どもたちは、まだ必ずしも、全面否定的な見方をされていたわけではありません。太陽族・原宿族・暴走族。そんな、キレることへの憧れを含んだ言葉が、流行しました。「水滸伝」が流行し、「無法松の一生」が愛されるような、おおらかにキレを見守る環境が、まだ残っていました。

そういった人間関係の豊かさと人間同士の許容度の広さがゆらぎだしたのが、人間臭さを敵視しはじめた1970年頃です。高度経済成長で一気に豊かになり、それまで貧しくてお金でかたをつけることなんてできなかった暮らしが一変します。庶民が金でかたをつけられる生活スタイルが、1970年代後半から1980年代にかけて一気に進行しました。

1980年代、暴れたりする子は、番長とか裏番とか呼ばれるようになります。大人たちは、キレる若者を用心しはじめます。しかし、彼らは、仲間内では、人間関係の接着剤みたいな役割をしていたので、それなりに尊敬もされていました。当時の若者がキレる対象は、彼らを管理するものでした。校内暴力にしても、対教師暴力は多かったけれど、生徒同士の暴力は表面化していなかったのです。大人の側にも「子どもなんて、暴れたり、問題起こしたりしながら育つものだ」という見方が、まだ名残をとどめていたのです。

しかし、この間に、少しずつ、戦後社会のほころびが、表面化しはじめます。いい意味では、貧しさから起こるタイプの犯罪が急速に減少しました。経済的な理由で学校へ行けない子どもも、いなくなりました。しかし、その反面、豊かさによる人間関係の崩壊が起こり、これまでは許された子どもの自然な行動の管理が強まっていきます。しかも、皮肉にもだれでもがそれなりに豊かに暮らせ、だれもが気楽に学校に行ける時代に入ったまさにその頃、日本の重工業は衰退への入口にさしかかっていたのです。

先のグラフは、高度成長の終わる1970年代から鉄鋼生産が頭打ちになり、やがて減少する方向を示しています。〝ジャパンアズナンバーワン〟なんていわれて浮かれていたのもつかの間。重工業が衰え、やがてバブルがはじけ、付け焼刃のようにIT社会や金融立国論が登場します。この時代、突然キレることが騒がれはじめたのです。それはまるでスケープゴート、あるいは魔女狩りのように、理不尽な動向でした。

安易に過去を美化したり、昔の方法をもちださない

さて、私の書いてきたことは、次のように読みとれるかもしれません。自然と切り離され、人とのつながりの薄くなったいまの人たちはキレやすい。昔の日本人には、いまより精神的なゆとりがあったからキレなかった。これは、齋藤孝さんの丹田法にも共通する考

え方です。もちろん、私は、齋藤さんの指摘するような、昔の人間に戻れという処方箋に賛成できません。

理由は、簡単です。第一に、人間は昔には戻れないこと。第二に、現代に昔をもち込むと、よくなるどころか、危険を招く事態が、広がりかねないこと。とくに考えておきたいのは、「昔はゆとりがあった」と、現代人があこがれる幻想的世界の背景には、キレを悪用する陰湿な権力関係が存在したことです。

昔といっても、水滸伝のような古い時代を考える必要はありません。水洗化が完備した東京で、不登校をはじめとする子どもの精神問題が、個人の問題としてクローズアップされてきたころで充分です。この頃、地方では、これらはすべて家の問題、嫁の問題とされ、村八分のような扱いを受けていました。いまでも、地域で権力をもつ警察署長、村長、助役などの子どもたちが、グループで、その土地でなじみがなかったり、弱い立場に置かれた家の子どもを、徹底的にいびるという、古いいじめの図式が、まだまだ存在しています。安定してみえる昔の自然な社会といわれるものの中身には、別の社会問題が潜んでいるのです。

齋藤孝さんのいう、腹の据わった堪忍袋の大きい人間像の背景には、暗黙の権力構造による人間管理が存在したわけです。そして、この人間管理こそ、人間の本質である「キレる防衛」を危険視する社会が、社会自体を防衛するうえで、最大の武器となるのです。こうなると、キレることでイノセンスが得ようとした権力は、人間の自然性を抑圧する傾向を強め、自分を解放する力を失います。実は、水滸伝の主人公たちは、このような権力に立ち向かうために、キレまくったのです。残念ながら、最後には出世して封建社会にまきこまれてしまいますが、この、イノセンスの評価を抜きに、安易に、過去を美化したり、昔の方法をもちだしたりすると、こわいものがあります。

私が過去をふり返るのは、人間の原型を、生き物としての歴史から考えたいと思うからです。戦後の闇市の状況などをふり返れば、明らかにいまよりもっとキレやすい人たちが、いっぱい生き物として楽しく生きていたのです。それは、貧富の差によって人間を非自然的に管理していた戦前の富を失って、皆がほぼ等しく、人間という生き物に与えられた生をただ生き抜くことを大切にしたところから生まれた解放的な楽しさでした。

ここ最近『蟹工船』がブームになっているといいます。現代は、戦後60年間遠ざかっていた権力に対する不安や不満が、両方とも大きく渦巻いている時代です。人口増加。資源危機。世界的競争の激化によって、世界中で、戦前とよく似た貧困層の増大による格差の拡大が起こっています。その意味では、水滸伝的に「キレる」が日常茶飯の時代が、訪れる日も遠くないでしょう。ひょっとすると、安定した社会が解体されていく今日の一連の流れのなかで、「キレる」が死語になってしまう日も、近いかもしれません。そうなればこの本で示す解決方法も必要になるかもしれません。

キレることを正当な位置に戻していくこと

しかし、戦争直後と、現在とでは、同じ貧困といっても、大きなちがいがあります。終戦後の日本は、すべてを失い、いのちさえあれば幸せという時代でした。戦争を体験し、死の不安より満足、何もない不満より安全を、心から感謝していました。いっぽう現代は、まだなにも失っていないけれど、少しずつ職や生活や楽しみが失われつつあります。「いのちさえあれば幸せ」どころか、「あれもないこれもない」と不満感がつのっています。不安と不満の質が違う以上、同じようにキレが広がっているといっても、戦後のようなキレに対するおおらかさはあまり期待できないでしょう。

水滸伝的なやり方はもちろんのこと、よかれあしかれ社会システムとして機能してきた、「キレる」現象への日本の伝統的な処理方法は、もはや使えなくなっています。

ちょっとしたイラ立ちから殴り合いまで、なにからなにまで、たくみに吸収できていくゆとりがあった戦後直後の社会と異なり、私たちは、人間関係のわずらわしさそのものを、抱えきれなくなってしまったようにみえます。このような社会的ゆとりの喪失は、長年、みんなそれをうすうす感じていたのですが、誰もが自己の目的を追う競争主義に埋没させられ、生き物としての自分の感覚をとり戻すことを、かまけてきました。

そのようなごまかしのなかで、犯罪から問題行動までひっくるめ、「キレる」という一言で精神医学や心理学に問題の解消を丸投げしてきたのです。しかし、社会状況の悪化によって、これから、犯罪、貧困、自殺、飢え死にといった問題は、もっと身近になるでしょう。

富や権力をもっている人は、それらを失うまいとして、個人がキレるどころではない、もっと大きな仮想敵を想定して、それから身を守ることに必死になるでしょう。富も権力も失った人は、個人としてバラバラに解体され、失った者同士で競い合いキレあう傾向に走るでしょう。一方で、ケンカや暴動、他方で麻薬や犯罪組織によって、キレには大変化が起こるでしょう。いや、すでにゲリラ対アメリカ、テロ対戦争といったグローバルな対立には、人為化されたキレの最悪のシナリオが、登場しはじめているように感じられます。私たちは、そういう時代を、子どもたちと、どのように育ち合いながら、どう乗りきっていけばいいのでしょうか。

この解決のためには、衝動性や攻撃性を、「悪」として封じ込める方法は通用しません。むしろ、これからの時代に生きる人間にもっとも必要な能力として、キレることを正当な位置に戻していくことが、何より大切になってきます。

いま方向をまちがえたら、未来はないかも…

第3章で、少しSF的な話として、社会淘汰について書きました。自然が人間を支配しているあいだは、脳も、自然によって淘汰され、地球上に生きる生物としての一定のバランスを保ってきました。温暖化もくるけれど、寒冷化もくる。こういう状況に対し、幅広く生きられるように、人間の脳の使い方には、多様性が生まれたわけです。人間の多様性にとって、自然界は、多様なキレ方を育て、キレること1つひとつに、とても貴重な意味を与え続けてきました。人間のキレはつい最近まで豊かに進化し、うまく自然に対してキレる人間が選ばれ、多様に生き残ってきました。このような自然の恵みとして、人間の脳は、文化も生みだしてきたのです。

しかし、学校教育で人間を選別するなど、競争による社会淘汰が乳幼児にまで及ぶと、本来の生物ルールを無視した脳だけが選別されてしまう、誤りが起こります。本来、ADHD、PDD、そしてLDなどは、自然淘汰のなかで多様に選ばれてきた脳の使用方法です。しかし、教育によって差異化されると、過去の社会淘汰とは比べようもないほど大きな進化ルールの破壊が、簡単に進行しかねません。

再び、少しSF的発想を広げます。ほかの動物は、何百種類も同族がいて、地球環境が変わってある種が生き残れなくなっても別の種類が生き残れるように進化しています。しかし、数万年前、同族のネアンデルタール人を滅した人類は、私たち1種類だけになってしまいました。人類は進化上、とても危険な単一種族になってしまい、絶滅危惧種です。いま、進化の方向をまちがえたら、未来はありません。ひょっとすると、人間は脳の多様な使い方を確保することで、ようやく生き残る可能性を維持しているのかもしれません。

そうだとすれば、人類は、一時的な産業の要請に従って、脳機能に優劣をつけ、進化の自由度を急速に失いつつあります。アメリカやドイツでは、日本の数倍の子どもがすでに発達障害に組み入れられ、さらに増加の一途をたどっています。ひょっとすると、私たちは、進化の最終段階を迎えているのかもしれません。

人類が生き残るためには、世界的レベルで、互いの多様性に寛容でなければなりません。こういった考え方に立てば、エジソンもアインシュタインも発達障害だったというような論理も、なるほどとうなずけそうな気もします。しかし、第3章でもみたように、知的な優秀さを強調することは、結局、社会淘汰と同じ論理の裏返しに過ぎません。できるとかできないとか、才能があるとかないという考え方こそ、産業革命以後強化された人間による一方向の画一的淘汰です。

できてもできなくてもいろんな人間を大事に守りながら共生していくために、私たちは、水滸伝的な美学とは一味違った、新しい進化の方向を示してくれる文化を、必要としています。

キレる文化を回復するために―キレ方のルール3カ条

日本社会も、金銭が支配する時代社会の要求に従って、人間の進化の方向を競争化に向け、多様性は障害として切り捨てました。その結果、私たちは、キレる方法もわからなければ、キレる相手も選べません。キレることでより深く傷ついてしまい、自分を孤立させています。キレても自由になれない社会では、キレればキレるほどしんどくなったり、自分で自分がいやになっていくのです。

ついには自分で自分にキレて、罰することまでが、ブームになってしまいました。自罰、自傷、自殺。そしてさらにその予防のために、自己をコントロールするための治療が導入されます。自由を見失い、自己管理、自己統制にしか目を向けない傾向が強まると、キレる自由度は、ますます失われていきます。今、この人為淘汰の悪循環が、どんどん負のスパイラルを描いて加速しているのが、日本社会です。

この状況を変えるには、その第一歩として、章のはじめに書いたように自己コントロールの悪癖を捨てて、キレることを許容したり、キレることに慣れていくことが必要です。そのためには、実際に、いっぱいキレることを体験するしかありません。

キレることができないでいるうちに、大人たちの多くは、うまいキレ方をすっかり忘れはじめていますが、大人に毒されていない子どもは、まだキレる才能を失っていません。これからおおいにキレる社会がやってくれば、すぐにキレ方がうまくなって、ルールも美学も学んでいけます。だから子どもには、ケンカだって、もっとさせたほうがいいのです。そこに、キレ方を知らない大人が、下手に介入などせず、子どもに、どんどん勝手にキレてもらうことができれば、社会も変わっていくでしょう。

とはいえ、ルールと美学を失った社会では、子ども同士が、もう少し安心して傷つけあえる環境の整備は必要かもしれません。美学はともかくとして、ルールだけは、明確にしておく必要があるでしょう。

大人が準備しなければならないルールは、単純明快です。

まず、子ども同士、力関係の対等な関係でキレる場合のルールは、次の3点だけです。

① 相手を、身体的に、あまり強く傷つけてはいけない。

② 相手が、精神的に傷ついたときは、すぐに周囲の大人がわかりやすく説明して、いさぎよく謝れる環境を作る。

③ 同様に自分も、傷つけない。

ただし、子ども同士でも、力のある側がない側に対してしかけるケンカでは、力関係について、わかりやすく教える必要があります。特に大人が介入して権力関係が生じたり、大人の逆切れが発生する場合には、大人が十分な自覚をもって、対等・平等な力関係を作り出していく必要があるでしょう。

基本的には、ルールはこれだけです。生物の基本原則ですから、これらの点は、昔となんら変わりません。むしろ、これ以上のルールがあっては、だめです。

現代版キレる美学をつくりあげて

ルールとは逆に、現代は、水滸伝の世界とは異なる美学を必要としています。しかし、美学というのは、空想で作り上げるものではありません。実際に、キレ合いながら、キレる達人が集まって、時代社会に応じた形を作り上げていくものです。とりわけ、現代人は繊細になりすぎて、人間臭さをなくしてしまったので、今の大人たちが勝手に美学を作ってみても、それは、「絵に描いたもち」より、ずっと始末の悪いものになるでしょう。

傷つけあうことを、お互いの尊重につなげていけるような育児指導が崩壊している現在、この再構築が優先課題になります。残念なことに、本来人間がもっているキレる多様性を否定しないで、衝動性や攻撃性をおおいに発揮できる子ども時代を充分保障する保育環境も、すっかり廃れてしまいました。子供同士の力関係が度を超える場合には、大人が介入して適当なところで止める基礎的技術の育成が求められていますが、その指導をできる大人もめっきり減っています。

かなり絶望的な状況ですが、私は、再構築はそんなに難しいことではないと考えています。なにせ、キレることとは、生物の原則的行動です。もともと人間の自然な脳機能として備わっているプログラムなのですから、キレるルールさえ守っていけば、キレることが下手になった大人たちも子どもにリードされながら、やがて美学もみつけていけるでしょう。しかも、これを行う過程で、再び多様に生きあえる社会性の基礎を大人も子どもも学びなおせることは確実です。

今なによりも必要なのは、子どもがキレることを保障し、大人もうまくキレるようになっていくための、徹底した意識改革です。実技のほうは、意識改革が進めば自然に身についていきます。そのため、子どもの「キレる」行動に対して、「この悪をなんとかしよう」と大人が悪戦苦闘して、かえって混乱している現場を、見なおすところからはじめてみましょう。

まず、幼い子がキレるのに耐えられない大人は、どのようにイノセンスを回復できるのか、みてみましょう。

赤ちゃんが食事中にスプーンを投げるとか、泣いて暴れるというのはよくあることです。お腹がすいて、待てないこともあるでしょう。食べたくないのにあたえられ、いらないという意思表示のため、キレも生じるでしょう。しかし、多くの場合、こういったイノセンスには、当人がおもしろがってやっているという、知的ゲームも含まれているところがあります。つまり、キレる美学の基礎形態が、すでに赤ちゃんのキレには備わっているのです。

このほほえましいイノセンスを、大人が制限してしまうのは通常次のような場合です。親が「早く食事を終わらせたい」と焦っているとか、普段とちがって「周りを汚すとまずい」と感じているとか、たいてい大人に社会的な都合があって、子どもの要求にあわせることができない場合です。電車や街のなかで、泣いたりぐずったり怒ったりしている赤ちゃんを叱っているのも同じです。他人の手前、ポーズとして、普段と違う仕方で子どものペースを制限します。

しつけというのは、大人が子どものペースにじっくりつき合えるときに、ゆとりをもって行ってこそ、成功するものです。ゆとりのないときに、一方向に抑えつけようとしてしつけると、ほぼ例外なく失敗します。しつけは、理性的な美学なのに、そこに無粋な感情が入ってしまうからです。たとえば、焦ってしつけているときには、赤ちゃんに泣かれると余計いらだつものです。

子どもが、泣いたり、暴れたりするのは、不安の表現であることと不満の表明（つまり大人への抵抗）であることがあります。たいていは空腹のように、不安と不満が同居します。お腹がいっぱいのときにさらに食べさせられたり、楽しいスプーン投げを止められると、とても不満です。

これらは、大人が後からカバーできる制限です。やっかいなのは、なかには本気で、しつけのために叱らないといけないと考え、切れる自由度やゆとりを失った人がいることです。こうなると、不安と不満の区別もつかなくなる危険があるのです。

不安をしつけることは不可能です。一方不満にも、注意が必要です。子どもは、自分自身のイノセンスに対して感じる不満で、キレるのです。ところが大人は、それを、自分への攻撃のように勘ちがいしてしまうときがあります。特に、きちっとしつけようとはりきりすぎると、それがプレッシャーになってゆとりを失うものです。大人自身が精神的にゆとりを失うと、しつけは逆ギレを生みます。

もしあなたが子どもに逆ギレしてしまうなら

今の社会で、キレることを禁じられて育った大人ほど、子育て中にゆとりを失いがちです。とことんゆとりを失ってしまうと、ときには、子どものやることをすべて悪意やいやがらせだと感じてしまうことさえあります。ここまでいくと、逆ギレも病的です。

逆ギレには、２つの大きな原因があります。１つは、力関係の混乱です。子どもと大人の関係なのに、まるで同等の力関係か、ときには大人の方が子どもより弱い関係に、自分がおかれているように感じてしまうのです。自分のほうが力量的に上回っていることを自覚しているときには、相手が自分に抵抗してもいらだたないものです。それがどこかで逆転すると、自分が抑圧されている感じがするのです。

力関係の混乱は、たいてい不当な仕打ちを受けていると感じているときに起こります。「夫が育児に協力してくれない」「子育てしている間に仕事を奪われ、社会から置いていかれる」「子育ての苦労を、周囲はまったくわかってくれず、何でも自分におしつけてくる」。こんな風に、弱い立場で孤立していると感じてしまうと、他人はすべて自分より権力があるような気がしてきます。

幼い子に対しても、何の苦労もなく好き勝手に行動して、自分を無力にすると敵意を感じてしまうのです。

逆ギレのもう1つの原因は、思い込みです。大人と子どもの関係はこうあるべきだという、社会からの縛りをすごく強く受けた状態です。人間は、強い思い込みがあると、それを破られたとき、怒ります。自分の命令に従わないのは、自分の正当性を否定しているからだと感じて、子どもに怒るのです。

この縛りが、個人的な信念から生まれている場合は、逆ギレも怒りだけで済みます。しかし、周囲の眼を気にして自分をなくし、世間に縛られている場合は、それでおさまりません。こうあるべきだという思い込みを崩されると、自分には子どもをきちんと育てられないような気がしてきます。さらに、自分に従うべきはずのこどもが、自分より自分を裁く側（夫や社会）に味方して、自分の能力がないことをばかにするとさえ考えてしまいます。そうなると、そこまでしなきゃいけないかというくらいエスカレートして、子どもを拒否してしまうことも起きます。

実は、こういった縛りは、自然的な子どものふるまいであるイノセンスを、人為的に抑え込まなければいけないと感じさせる現代社会の要請によって生み出された洗脳です。そして、周囲の眼に敏感な大人ほど、この社会淘汰の役割を、自分が親として担わねばという、なにやら宗教的な使命感に似た気持ちをもたされます。この社会からおりてくる罠にはまると、生き物のルールを無視して子どもに逆ギレするだけでなく、大人としてのゆとりまで喪失していくのです。

社会淘汰のためのしつけより

力関係の混乱や縛りの不自由さを生み出す理由の1つとして、私たちの日常が子どもはこういうものだという相場を見失っているということがあります。核家族で、子どもと日常的に接したことのないまま親になる人たちがほとんどを占めているせいもあるでしょう。また、あまりにも時代が急速に変わったので、若い親以上に祖父母世代の方が自信をなくし、相場感を失いだしていることもあるでしょう。子育ての経験が次の子や次の世代に引き継げなくなって、相場の壊れは拡大を続けています。

社会全体が子どもの相場がわからない。それも、少年犯罪を犯す子の気持ちがわからないといったレベルのことでなく、子どもの日常のささいな気持ちにさえ気づけない時代になりました。とりわけ、子どもが成長していくために必要な当たり前の行動が、今の大人には理解できないという風潮が広がっています。

成長というのは、自分の限界を超えていく行為です。「いままでの自分を乗り越えていく」だけでなく、「いままでの関係もうちゃぶり作り変える」作業です。この関係のきしみこそ成長の特色なのに、大人の側は、このきしみを恐れます。どの時代でも、大人が期待する方向へ関係をうちゃぶってくれる子どもはいいけれど、期待とちがう方向へ成長していくことは認められないという、大人の勝手な願いはありました。しかし現代では、関係がきしむことを恐れるあまり、成長そのものを怖がる傾向が増大しています。

イノセンスの解体には、期待される方向以上に、期待されない方向へ成長していくことが必要です。子どもにとって、否定されるきしみそのものが、成長の糧なのです。大人が期待するように動いたとしても、子どもには、いつものワンパターンの評価しか返ってきません。でも、大人の期待とちがう方向へ向かうと、大人はすごく焦り、迷い、うろたえ、怒り、などなどいろいろな予想外の反応を示します。そういう予想を超えた新発見こそ、知的好奇心を、共通の生の目的に向かって育ててくれる成長の糧なんです。特に現代では、これこそ、子どもが、自然ルールを見失った大人が、自然ルールに生きる素顔と出会える、数少ない機会だからです。

ある意味では逆ギレさえ、社会淘汰のためのしつけより、現代社会ではずっと人間的な反応なのです。人為的でない偶発性をはらみながら、親と子ども、大人と子どもの関係は成熟していきます。大人は、子どもにばかにされた気持ちになるかもしれませんが、そこまで大人が揺り動かされ、これまでとちがう反応をしてくれると、子どもも、自分が引き起こしたキレることの意味を確かめながら、新しい学習を開始できるのです。たとえば、

「自分の行動が、一体どこまで、本気で許されるのだろうか」という妥協点を探ろうとして、子どもの側ははじめて自分の力の可能性と限界性を確認します。よほど不安が強いときでない限りほめてもらうことで確信する力もあれば、大人のいつもとはちがう反応を作りだせたことによって、確認する力もあるでしょう。

ですから、親は、自分の子どもに対してだけなら、不安を呼び起こさない限り少々逆ギレするくらいがいいのです。しかし、逆ギレを通りこし、被害的な妄想をもって、子どもを拒否してしまうとなると、やっかいです。それは、子どもによくないという以上に、親が自分らしくキレることを回復していくうえで、大問題になるからです。

幼児期のテーマは、やんちゃとケンカだから

赤ちゃん時代が終わり、おまかせではなく自分でいろいろできる幼児期になると、泣いたり暴れたりという訴え方は減ってきます。幼児期になると、快・不快など、生き物としての非常に素直なレベルで、すべてに反応していた乳児期とちがい、ほめられる・ほめられない、自分でできる・できないといった社会性を強く意識するようになります。何でも試したくなって、子どもはやんちゃをはります。

とりわけ我の強い子は、「かんの虫のせいだ」などと昔ならいわれたものです。虫のせいにするのは、その子その子による自然的多様性を、自然からの宝物と認めていたからでしょう。アジアのモンスーン気候は、「7歳までは神のうち」とみる育児方式を生みだしました。「通りゃんせ」の歌にあるように、7歳になるまでは、子どもは神からの預かりものでした。毎年、七・五・三などでお札をもらうほど死亡率の高かった時代、無病息災なら、少し気まぐれで人を困らせるくらい元気な子の方が、感謝されたのです。

未熟性をいっぱい残した元気な子は、大人からみると、頑固なほど同じ失敗を何度もくり返します。このかたくなさこそ、物心ついてからの成長の原動力です。ちょっとのことで親にすがるなんて、できません。そのため、頑固さのつけは、自分にはねかえってきます。痛かったり、悲しかったり、困ったり。幼児期は、そんな自分への悔しさから、いっぱいキレ、自分で自分にいっぱい傷つき、だんだんかしこくなっていく時期です。

たとえば、積み木が思うように積めなくて、怒ってバラバラにしちゃう。いっしょうけんめい積み上げていって壊すなんて、大人からみると未熟そのものです。壊して怒って、また悔しくてトライし、気に入らないとキレる。こういった失敗の連続は、実は、内面に、気に入るイメージが生まれたというあかしです。自分の生みだしたイメージを、根気強く現実化しようとするのは、ものすごい成長の結果です。

赤ちゃんだって、気に入るイメージは多少はあります。大人をマネて、1人でこんなふうに食べたいといったようなイメージです。でも、積み木で気に入るイメージができてくるというのは、マネぶような「自分でやりたい」をはるかに超えています。想像力や構築力を駆使した高度なイメージ化といっていいでしょう。こう考えると、幼児がキレるのは、想像力、空想力、構想力のうらがえしということになります。精神活動がクリエーティブになったから、くやしくて自分にキレるわけです。

この年齢では、一見、大人にはみえない原因で、いら立つことが増えます。お箸が使えない。ボタンかけがうまくいかない。お料理をしたくて、でもうまくいかない。くやしいネタは、どんなところにだって、ゴロゴロ転がっています。

そんなヤンチャのなかで、幼児期後半ともなると、大人は、けがをさせること、けんかをすることを、問題にしはじめます。不安・危険を学習することが、この時期のメインテーマで、ケンカや怪我は、その最良の教材です。ところが、現代では不幸にも、それが、自傷・他害の問題と、密接に結びつけられるようになりました。「骨を折るほどでなければ、少々のけがは当然」という子育ての相場がなくなったのです。車社会の影響も、おおきいでしょう。土の道がなくなり、道路がアスファルトで舗装されたころから、子どもの遊び場が消失し、大けがにつながる遊びが嫌われだしました。

それだけではありません。昔、子どもにとっての危険は、火とかマムシとか井戸とか小川などの自然でした。それが、いまは、電気のコンセント、車、高いビルなどに変化しました。自然の恐ろしいものには、人間を怖がらせる自然ルールが必ず働いています。子どもは、遺伝的に与えられている生物ルールで、自然に学習できます。しかし、人工物を恐れる遺伝的記憶は備えられていないので学習は困難です。また、ゲームの普及で子ども自体が外遊びすることも減り、怖さを自然に学べる機会もなくなってきました。

人間の子どもは、少しずつ危険を理解できなくなっています。

キレることのできないまま少年期、青年期を迎えた世代は

学校に行く頃になると、ゲームで負けるたびにあんまりくやしがったりすると、嫉妬心が強いなんていわれます。これも昔なら、負けてくやしがると、「見どころがある」「根性がある」と肯定的にみてくれる人の方が多かったものです。でも今では、遊びがスムーズに流れないような「粗野でごつごつした」「丸くなくてかどばった」存在は、人間関係

を壊していくようにみられ、嫌われます。周りの大人からは敬遠され、その影響を受けた子どもたちからも遊びに入れてもらえなくなることさえ起こるようです。

親の多くは、つつがなく、うまく、きれいに遊びが進むことを、自己目的化します。これは、大人たちがキレ合う人間関係に耐えられないことの裏返しです。もちろん、本当に怖いのは、頭だけでヴァーチャルに、キレることを有害視してしまうことです。人間はごつごつたくさんキレると、攻撃のときも、逃げるときも、生身の身体を使って動きまわるので、危険なキレには至らなくなってゆけるのです。

さらに年が進むと、遊びは受験勉強に吸収されます。受験は、金権を獲得するための能力を、競争システムのなかで評価する人為社会の最大の武器です。キレ合い、ぶつけ合う関係を学ばないまま、未来へ向かって競い合う大人の関係のなかに、子どもたちは、無防備のまま投げ込まれるのです。

人間は10歳くらいになると、自意識がめばえ、社会性を身につけ、親離れを意識するようになります。くり返しますが、人間が群れをなすということは、協同して守りあうためでした。そのために多少の力関係や序列は必要なこともあるのですが、これらを決定するのは自然ルールでした。ですから、大いにキレてぶつかり合った末、とことんキレあうルールを学んでいれば、十代にもなれば、人間はお互いがルールを守りながら協力して大人と一緒に形成する道を歩みはじめます。

今の子どもは、その年齢までに、とことんわがままになって覚えなければならない、キレることを体験できないまま、少年期から青年期を迎えてしまいます。「なにに向かって、どうキレるのがいいか」身体で覚えていないから、キレることを予測して環境を調節する方法も知らない。そんな若い世代が増加しています。この20年間、自然な子ども時代の喪失が続いたので、それが親の世代の相場になっています。

このルールの混乱が極端になった今の社会を象徴するのが、いわゆるスーパー・スターです。彼と同等の能力をもった人が、みんなスーパー・スターと大差のない給料を稼げることなんて、ありえません。協力を見失った競争社会では、金権力によるスポットのあて方1つで、人生が左右されます。現在の球界のスーパー・スターだって、選んだ高校や球団のクジ運など、どれか1つちがっていたら、野球選手にさえなれず、派遣社員で首を切られる運命に送り込まれていたかもしれません。

これが、情報産業社会の特色です。いわば、博打的ともいえる評価方法で、人の価値がほとんど決定づけられてしまいます。そういう人生の宿命というもの自体は昔からあったのですが、いまほどその差が、人間の自然的必然より博打で決めるようないい加減さに委ねられている時代はなかったでしょう。

ほんの少し前まで、携帯電話の機械本体はタダでした。電話の価値が、本来の生産コストでなく、もっている附属機能で評価されるようになったからです。スターもそれと同じです。スーパー・スターと同じくらいの体力や能力の人は、けっこういるはずです。昔でも、運や不運によって、それらの人々の稼ぎは違ったでしょう。でも、何億円対数万円というほどの差がつくような社会はありませんでした。人間も携帯電話と同様に、実体としての価値より、パッと人気が出ると、みんな瞬間的にそこへ走るような附属機能で評価するのが、情報産業社会です。存在そのものの価値は、ものすごく軽く扱われるのです。

大人として具体的にキレるとき

そういう競争社会に、キレる技術を学ばないまま、子どもたちは投げ入れられていきます。よくわからない競争のなかでふと気づくと、1人ひとりが無権力化され、付属価値で評価され、ついには、大人になっても、1人ひとり自分の存在に価値を見出せなくなります。個人主義の社会なのに、個人が成立しないのです。

ほんとうの価値というものはどこにあるのかということを、見定めていく青年期という大切な年齢に、協力という実体的価値を見出せないまま、若者は子育ての年齢に突入していきます。しかし、なんという皮肉でしょう。成功したときだけは、表面的に、「みんなのおかげです」などと、あたかも協力のなかで達成したかのような挨拶をする見かけはしっかり覚えさせられます。

イノセンスは、無力で無抵抗のまま、社会のなかに封じ込められていきます。

バラバラに付属品化された私たちは、おたがいの存在を認め合い、守りあうために、イノセンスからの解放の道を、新しく探さなければなりません。人間として、いまここに生きているという存在自体の価値を、実感できるような人間関係が、なによりも必要なのです。そのためには、人間の存在を無価値化していく、反自然的な力に対してみんなで協力してキレるしかありません。そして、さらにそのためには、キレる姿を否定的にみてきたこれまでとは違い、キレを肯定的にとらえ返していくことが求められます。

自然が破壊され、これまでのような生産の拡大が不可能になった今日、これからの子どもたちは、わりと楽にキレることを覚えていくでしょう。問題は、大人です。くり返しになりますが子ども時代におおいにキレた経験のない世代は、これから大いに苦しむでしょう。この克服のためには、何よりもまず、保育者や教育者が成熟したキレ方を獲得する必要がありました。保育される子どもたちが、安心してキレることができるようになるだけでなく、親の下手なキレ方に寛容な育児環境を作る必要もあります。自分がキレることを否定せず、他人のキレを大事にしていくトレーニングの第一歩は、保育や教育のなかで、親子をまきこんではじめなければなりません。

大人が、子どものキレることを保障し許容するだけでは不十分です。大人自身の下手なキレ方を、うまく社会のなかで生かしていく方法をみつけていけると、社会は変わります。人間同士にキレるのではなく、人間同士をここまで窮屈に追い込んだ不自然な競争社会から、協力して守り合う社会へ変わっていくこともやがて可能になるでしょう。

こうして、はじめて、ようやく、新しいキレる美学も、うまれてくるのです。

最後に、そのために、自分のキレることとうまくつき合い、他人のキレることともうまくつき合う5つの秘訣を提案してみます。

キレとつき合う5つの秘訣

1、キレることを敵視する社会的洗脳からの離脱。

　私たちは、子どものころからキレることが悪いと信じこんでいるので、この洗脳から逃れるのは容易ではありません。脱洗脳のために、ふだんから「キレることはいいことだ」という真理を、とことん自分にいい聞かせるようにしましょう。これが成功して自分がキレたときはもちろん、子どもがキレたりしたときには、はじめその場ではおろおろするかもしれません。でも、「キレることはいいことだ。きっといいことをしているんだ」と、呪文のように唱えながら、常に自分にも周りにもいい聞かせることです。嘘も100回いうと、本当になるといいます。しかし、洗脳は、嘘よりしつこく脳内に作用しています。それでもキレるということは、人間が窮地に立ったとき、自分だけでなく皆も新たな生き方へリセットするために必要な究極の武器です。百回でだめなら何千回も「キレるということは、新たな生命力を得て、再生していくための崇高な社会行為だ」、そんなふうにめげずにいい聞かせ続けてください。

2、キレたときには、「よくキレた」と自分をほめて後悔しない。

　普段から「キレることはいいことだ」と、いい聞かせることを守り続ければ、本当に自己肯定することが少しずつできるようになってきます。ただ、人間がキレるというのは、生命を救うために爆発的に逃げるということと同じです。実際にその爆発的な力を使ってしまうと、直後はどっと疲れます。この疲れは一度気持ちを切り替えるために必要なもので、そのとき、生物としては幾分落ち込むように、プログラムがセットされています。だから、キレたあとは、後悔する気分になって当然です。しかし、だからといって、キレたことを後悔してはいけません。実は本当に後悔しないといけないことは別にあるからです。しかし、これが何かわかるのは、キレの達人になってから。まだ脱洗脳中にキレてしまったときには、いつも以上に「よくキレた」と、無理にでも逆ほめしてリセットを早めることです。1つの言葉でほめ足りないなら、「自分にはまだ人間としての自然性が残っていてよかった」とか「私はまだまだ生命力があるな」「これからまだまだ再生する可能性を秘めている」といったマントラを暗記しておいて、唱えましょう。子どもが逆ギレした場合には、いっときはカッとなって怒っても、脱洗脳中は悩まないことです。まず自分をほめた後、子どもをカバーすればいいのです。落ち着いたら「やあ、ちょっとあせったけどじつはよくキレたと思ってたんだ。もっとキレた方がいいよ」といって子どももついでにほめるマントラを用意しておきましょう。

自然界で生死がかかったときは、多少後悔するのも悪くはありません。後悔は真の用心を学ばせてくれるからです。しかし不自然に洗脳されている人為社会では、後悔は必要な用心を与えるどころか、自己否定感を呼び起こすだけだからです。

3、落ち込む時期が終わったら、のんびりと考え直してみる。

ほめることで、逃走した直後の疲れや落ち込みがとれたら、リセットした後のうまい生き方について考えていくのが人間です。このとき、洗脳されている私たちは、「自分はなんでキレたんだろう。はずかしかった、おろかだった、なさけない」などと自分を責める方向に反省が向かいます。しかし、ここで本当に内省しなければいけないことは、そのような否定的な方向ではありません。「キレることがどれほど有効に働いただろうか」とか、「もっとうまくキレる方法はなかっただろうか」と自然性を取り戻す方向に向かうために考えるのです。少し遊び心をもって香山さんとは逆に、「同じキレるにしても、もっとかっこよくキレるにはどうしたらいいか」などと、考えてみるのもいいでしょう。

なぜなら、自然界でキレることは命がけの行為ですが、現代社会でキレることは今のところ命にはかかわりません。脱洗脳中は問題を重く反省するよりは、むしろ軽く楽しい方向へ考えるくせをつけていくことです。たとえば、ムカッときて人をにらんでしまったというだけで反省したりする人もいます。そういうときに「またキレてしまった」と反省するよりは、「にらむよりも、もっと効果的な方法はほかにないか」あるいは、「にらむよりもかっこよくみえるキレ方ってなんだろう」というふうに、あれやこれや楽しく想像をめぐらすほうが生産的です。

子どもがキレたときには自分のとき以上に、もっとオーバーにほめましょう。そしてそのあと、「もっとうまいキレ方って、あるかな?」などと話してみるといいでしょう。同じキレるにしても、スムーズでスマートなキレ方を、比較的早めに覚えていくヒントになるかもしれません。

キレ方などを考えるゆとりがでてきたら、ついでにもう1つ考えておくといいことがあります。じつは、キレる原因というのは、「この相手にキレた」と思うような直接的な相手からきていることは、意外と稀です。キレるのがうまい人なら、目の前の事態だけに美しくキレることができるかもしれません。でも、たいていの人はキレる前に抱いた、なんらかの葛藤やフラストレーションによってキレさせられることの方が多いでしょう。本当にキレるべき相手は、たいてい別にあるのです。その相手にうまくキレられないでいるときに、たまたま横で軽く自分を不快にするものがあると、それに対してキレてしまうというパターンが少なくないのです。「本当にキレなければいけない相手はなんだったか」ということを、冷静に考え直しておくことは、とても大事です。ただし、否定的になっていたり自分を責めているときに、こんなことを考えてはいけません。そんなときは、結構考え違いをしてしまいます。ひとまず落ち着いて、気持ちが軽くなってから考えるクセをつけてください。

4、いろんな人と一緒にキレることを楽しく語り合ってみる。

おたがいのキレた体験を軽く語るというのは、はじめは抵抗があっても、やってみるととても楽しいことです。昔から人間がやってきたことで、その集大成が水滸伝です。何しろつい数十年前までは、キレることをとても英雄的な正義と感じさせる自然性が残っていました。まだ今なら、私たちの心にもその余韻は残っているでしょう。ときには誰かと一緒に食事でもしながら、自慢話のようにキレを語り合ってみるのもいいでしょう。

特に子どもとの関係では、逆ギレをしたり、キレ合ってけんかをしたあとなど、冷静にもどったら、体験談としてキレることについてお互いにおもしろおかしく語り合うことです。これができると、洗脳からの脱出に大きな力になっていくでしょう。

5、キレる才能を社会に生かしていこう。

キレることを自慢し合ったりほめ合ったりすると、人間関係が豊かになるだけでなく、深くなります。さらに自分がほんとうはなににキレているのか、人と話し合うことでもっと本質が見えてくることがあります。自分をキレる状態に追い込んでいる敵は、意外ととなりにいる人をキレる状態に追い込んでいる敵と同じことも多いのです。とりわけ、キレるという、本当は人間の自然な姿を悪にまで追い込んだ今日の社会の競争主義こそ、私たちを洗脳し、キレるよろこびをうばい、キレることに罪悪感すら抱かせるようになった最大の敵です。キレ合うことを楽しく語り合うような関係が広がるとこの最大の敵を、少しずつ変えていけるかもしれません。

「人間が自然な姿で生き物として生き合えるように、社会を造りかえていくために、どんなふうに協力してキレ合っていったらいいのか。」私たちが、そろそろ本気で語り合わないと、手遅れになるところまで、日本社会はきているのではないでしょうか。

《著者紹介》

石川憲彦（いしかわ・のりひこ）

東京大学医学部卒業。
東京大学小児科助手，同精神神経科助手，マルタ大学客員研究員，静岡大学教授（保健管理センター所長）などを歴任し，現在，林試の森クリニックを開業。

主要著書

『治療という幻想』（現代書館，1988年）
『子育ての社会学』（朝日新聞社，1990年）
『子育ての精神医学』（ジャパンマシニスト社，1996年）
『こども，こころ学』（ジャパンマシニスト社，2005年）
『こどもと出会い別れるまで』（ジャパンマシニスト社，2003年）
『影と向きあう教育と治療』（光村図書，1984年）
『学校の精神風土』（アドバンテージサーバー，1994年）その他

（検印省略）

2010年3月10日　初版発行　　略称－キレる子

キレる子と叱りすぎる親
－自由に感情を表現する方法－

著　者　石川憲彦
発行者　塚田尚寛

発行所　東京都豊島区池袋3－14－4　株式会社　創成社
電　話 03（3971）6552　FAX 03（3971）6919
出版部 03（5275）9990　振　替 00150-9-191261
http://www.books-sosei.com

定価はカバーに表示してあります。

ISBN978-4-7944-5041-8 C0236
Printed in Japan

組版：トミ・アート　印刷：平河工業社
製本：宮製本所
落丁・乱丁本はお取り替えいたします。

創成社保育大学新書シリーズ刊行にあたって

このたび、保育大学新書シリーズを刊行することになりました。とりわけ、保育現場の要請に応えるかたちで、実践の保育実践に関する本の数は膨大なものであります。地域の子育て家庭の支援などが保育現場の重要な役割としてノウハウに関する著書がその大半を占めています。この傾向は、衰えるどころかむしろ増加の傾向にあるといえましょう。評価をされ期待される時代ですから、このように保育者に求められる知識や技術は実際的な生活支援という直接的な働きにとって欠かせない情報であるからでしょう。

このことを了解しながら、もう一方で、とくに最近の保育現場では、質の高い保育を求め、その質を確実に担う専門職としての保育者にも高い専門性を求められる気運が生じて参りました。折しも、本シリーズ刊行の年に、保育所保育指針が改定されました。指針が告示化され最低基準の性格をもつことになったのです。養護と教育の一体となった実践は、専門的な保育者によって、組織的で計画的な実践の営みを通して、子どもの最善の利益を護る生活の場を構築するという重要な役割であることを、これによって確認できたのです。

このような情勢を踏まえ、今回の企画は、実践の限られた世界を超えて、子どもの世界、子どもを支えるおとなの取り組みなど、幅広くそしてより深く自らの専門役割を認識し、保育実践を見据えることのできるように、興味深いテーマごとに刊行をしてまいります。

本シリーズの中から、〝この一冊〟を手にされ、そこに展開されるテーマの奥行きに触れるとき、新たな保育の地平線に立つご自身であることをお気づきになられるに違いありません。そのような保育大学新書シリーズとして、保育に関心をおもちの多くの皆様に、お読みいただけることを願うものであります。

大妻女子大学学長　大場幸夫